杨静 主编

孕检一本全

U0250993

江西科学技术出版社

图书在版编目（CIP）数据

孕检一本全 / 杨静主编 . -- 南昌 ：江西科学技术
出版社，2019.8
ISBN 978-7-5390-6629-5

Ⅰ．①孕… Ⅱ．①杨… Ⅲ．①妊娠期－妇幼保健－基
本知识 Ⅳ．① R715.3

中国版本图书馆 CIP 数据核字 (2018) 第 259566 号

选题序号：ZK2018160
图书代码：B18246-101
责任编辑：宋涛　周楚倩

孕检一本全
YUNJIAN YI BEN QUAN

杨静　主编

摄影摄像	深圳市金版文化发展股份有限公司	
选题策划	深圳市金版文化发展股份有限公司	
封面设计	深圳市金版文化发展股份有限公司	
出　版	江西科学技术出版社	
社　址	南昌市蓼洲街 2 号附 1 号	
	邮编：330009　电话：（0791）86623491　86639342（传真）	
发　行	全国新华书店	
印　刷	深圳市雅佳图印刷有限公司	
开　本	787mm×1092mm　1/16	
字　数	220 千字	
印　张	12	
版　次	2019 年 8 月第 1 版　2019 年 8 月第 1 次印刷	
书　号	ISBN 978-7-5390-6629-5	
定　价	39.80 元	

赣版权登字：-03-2019-050

前言

从计划怀孕的那一刻起，便决定告别烟酒、不熬夜、积极锻炼……所有的一切都是为了孕育健康优质的宝宝。经过孕前的努力，一个小生命开始在体内悄然成长，每一位母亲都难掩那份激动和喜悦，这样的幸福感是别人无法替代的，同样无法替代的还有隐隐的担忧与困惑。

虽说怀孕的时候，宝宝和妈妈日夜不分离，但是毕竟隔着一层肚皮，准妈妈也不知道宝宝发育是否正常，自己的身体状况是否能支撑宝宝的健康成长，尤其是内脏功能、染色体等情况，并不能直观地通过身体反映。为此，需通过科学、合适的孕前检查了解身体健康状况，并在医生的指导下，积极避开不良因素，为孕育健康宝宝做足准备。宝宝到底长得好不好，需要科学的监测数据来说明。孕检是了解宝宝生长发育情况的直接途径，也是指导孕妈妈合理安排孕产期营养和生活的关键。

一般情况下，准妈妈从怀孕到生产要经历10~15次产前检查。《孕检一本全》以孕前检查、孕期产检、产后42天检查为时间线，以专业妇产科医生的角度给准妈妈讲述从备孕到产后可能要进行的各项相关检查。为方便孕妈妈阅读，每个阶段的检查时间和项目，书中也有详细的介绍。除此之外，针对多数孕妈妈关心的检查报告单上的术语和数据分别代表什么，怎样的结果表明宝宝正常等问题，都有专家为您一一解读。

孕育生命的过程，既是幸福的，也意味着更多的责任，希望本书能为孕妈妈答疑解惑，轻松应对孕产生活，为孕育健康宝宝保驾护航。

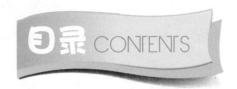
目录 CONTENTS

Chapter 1
孕前检查，孕育健康宝宝的关键一步

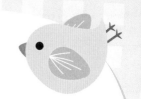

Chapter2
孕早期检查，为早孕时光护航

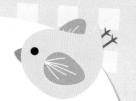

Chapter3
孕中期检查，关注排畸和糖筛

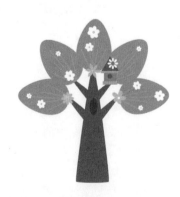

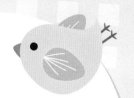

Chapter4
孕晚期检查，频繁但要有针对性

Chapter5
产后42天，健康检查不可缺

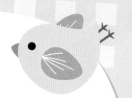

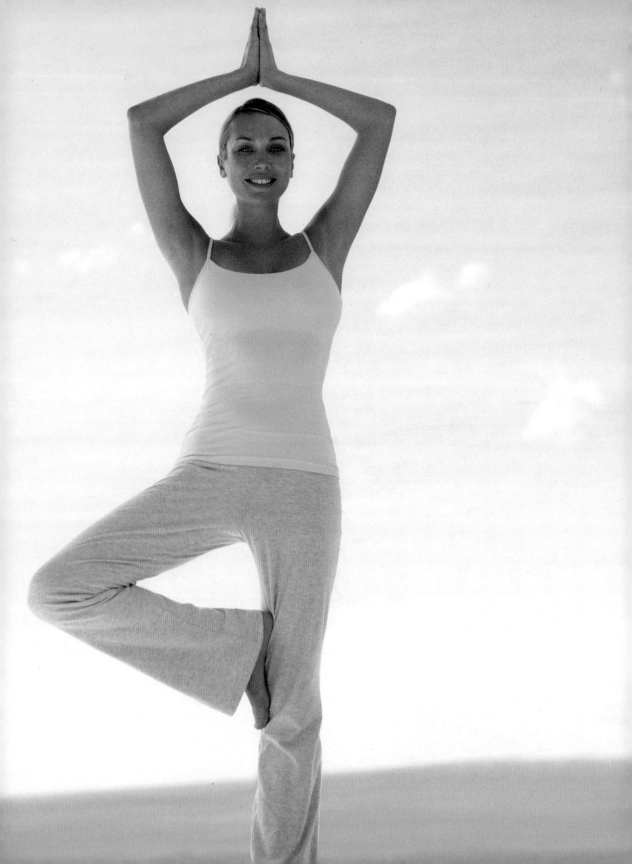

Chapter 1

孕前检查，
孕育健康宝宝的关键一步

孕育生命的过程，充满了幸福和忐忑。在孕育生命之前，有责任心的父母想必都有这样或那样的担心与困惑，而在专业医生指导下的孕前检查，则可以在一定程度上帮助备孕期父母发现并规避孕育风险，顺利孕育健康优质的宝宝。到底需要做哪些孕前检查？孕前检查又有哪些注意事项？下面就跟随我们一一了解吧。

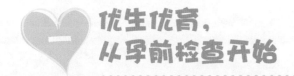

优生优育，从孕前检查开始

备孕期间，很多人往往都很关注饮食、生活习惯，却容易忽视"孕前检查"这一重要的备孕环节。孕前检查，不仅有助于优生优育，还对孕期健康有指导作用。

① 孕前检查好处多

此处的孕前检查特指狭义的孕前检查，即健康状况检查，包括评估健康状况和孕前医学检查。一般而言，孕前检查有以下好处：

利于夫妻双方的健康

通过孕前检查，可以提前发现一些异常情况及监测疾病，从而达到提前干预及时诊断、积极治疗的目的。在进行孕前检查的同时，医生还可以对孕育进行指导。

保障母体健康

孕前检查可以综合评估女性的孕产风险，了解孕育的高危因素，减少流产、妊娠期并发症和孕产妇死亡率等的发生，以保障母体健康。尤其是女方患有肝炎、心脏病、肾病、高血压等疾病时，轻者可在医生指导下怀孕，如果不适合怀孕，应在避孕的情况下积极治疗。

通过孕前检查，还可以从医生那里了解到相关孕产知识和保健常识等，使孕期和分娩更加顺利。

实现优生优育

孕前检查能排除一些对宝宝健康不利的因素，为宝宝的健康成长创造有利的因素。通过孕前检查可以了解夫妻双方是否为遗传病携带者、有无感染性疾病等，还可以通过检测血液了解夫妻双方的血型是否匹配，降低其后代血液病的发生风险。

除此之外，孕前检查还能降低畸形儿的出生率。人体器官致畸的敏感期大部分集中在受精后6～8周，即通常我们所说的怀孕8～10周的这段时期，而一般孕妈妈8～12周才真正开始产检，这显然已经错过了避免有害因素的最佳时期。而通过孕前检查，可以合理掌控和安排孕育时间，避免致畸因素，大大降低孕育畸形儿的概率。

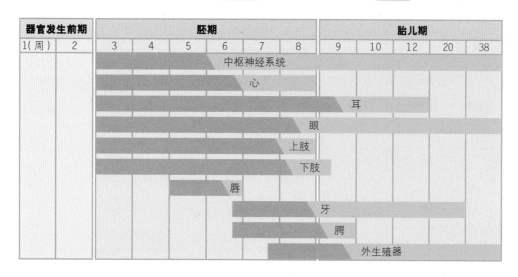

人胚胎主要器官的致畸敏感期　　致畸敏感度低　　致畸敏感度高

器官发生前期		胚期						胎儿期				
1（周）	2	3	4	5	6	7	8	9	10	12	20	38

中枢神经系统

心

耳

眼

上肢

下肢

唇

牙

腭

外生殖器

　　孕前检查只是孕育路上重要的一环，并不能给孕育上全保险。毕竟影响胎儿健康的因素有很多，孕前检查只能根据父母的身体状况降低胎儿异常情况的发生率，但是并不能完全避免。父母双方还是需要按时产检，避免不利因素，保障母婴健康。

② 婚检或普通体检不能代替孕前检查

　　很多年轻夫妇，尤其是进行过婚检或体检的人，认为自己身体正常，没有必要再进行孕前检查。事实上，孕前检查与婚检、普通体检并不是一回事。

婚检与孕前检查区别

　　婚检是评价男女双方有无不适合结婚的各类要素存在，而孕前检查是为了夫妻双方能够顺利地孕育健康新生命开出的"证明书"。孕前检查基本上可以涵盖婚检的内容，还增加了优生五项、染色体检验等优生学方面的内容。另外，很多新婚夫妇由于各种原因，婚后并没有马上要小孩。夫妻俩在婚检时一切正常，但到妻子怀孕时往往已间隔一段时间，此时夫妻俩的健康已有变化，婚检结果已不具有指示意义。

普通体检与孕前检查区别

　　一般的体检与孕前检查的项目不同，体检以基本的身体检查为主，但孕前检查主要检测对象是生殖器官以及与之相关的免疫系统、遗传病史等，这是体检所不能替代的。

二 孕前3~6个月 需准备检查

对于备孕期的你来说，如何安排孕前检查也是需要考虑的问题。下面将告诉你孕前检查的时间和注意事项，帮你轻松应对。

1 孕前检查的时间

孕前检查的时间是很多备孕夫妻想知道的问题，专家建议，孕前检查最好在怀孕前3~6个月进行，包括夫妻双方。

备孕女性的孕前检查最好是在月经干净后3~7天内进行，注意检查前最好不要同房。这个时期也是夫妻双方开始做身体、心理、物质等准备的阶段，同时做一个孕前检查，可以对身体状况进行一个全方位评估。一旦发现问题，可以有足够的时间进行干预和治疗，并且能留出时间来补充叶酸、调整饮食和接种疫苗，将身体调整到最佳状态后怀孕。

2 孕前检查，夫妻双方都要做

不少人存在这样的误区，认为只有准妈妈做检查就行，准爸爸就不用了，殊不知，无精子症等疾病自身并不一定有不适感觉，只有通过科学的健康检查才能发现。

众所周知，健康宝宝必须是健康的精子和卵子结合的结晶，男士的健康和女士的健康一样重要。因此，男女双方，尤其是以下七类人群需做孕前检查，以确保正常怀孕和生育健康宝宝。

- 夫妇双方或一方有遗传病史、有家族遗传病史、有慢性疾病、有传染病。一些疾病很多准爸爸、准妈妈都不知道具有遗传性，比如临床发现糖尿病具有家族聚集现象或是有遗传倾向。
- 女方年龄在30岁以上。高龄产妇女性卵子质量老化，卵巢生理功能也有所退化，胎儿发生染色体异常疾病的几率较年轻女性高。
- 女方有不良产史，如习惯性流产、死胎、难产等。
- 未接种过乙肝疫苗的夫妇。
- 夫妇双方或一方工作、生活中接触不良因素，如放射性物质、化学农药、有害环境等。

- 夫妻双方或一方有不良生活习惯，如长期吸烟、酗酒、药物成瘾、偏食等。
- 饲养宠物的夫妇。宠物可能会引起弓形虫、狂犬病或过敏反应，进而影响孕妇和胎儿的健康。准妈妈怀孕前一定要去医院检查自己有无感染宠物身上的病原体。

③ 孕前检查的注意事项

在孕前检查之前，不管是女性还是男性，为保证检查结果的准确性，总有大大小小的事项需要注意。

女性孕前检查请注意

- 记录问题。体检前，将医生可能会询问的情况做记录，包括过去的病史（切忌隐瞒）、最近3个月的月经情况、经期出现的问题、性生活中的问题、妊娠次数等。
- 清洗外阴。检查前的24小时内，可以清洗外阴，但不要冲洗阴道，即使阴道分泌物增多、有异味也不要冲洗。因为水很容易把引起疾病的细菌冲掉，妨碍医生做正确的诊断。
- 注意饮食。体检前3~5天应保持清淡饮食，尽量不要吃猪肝、猪血等补血的食物。另外，在进行孕前检查的当天凌晨，也就是0点开始，要禁止进食，禁止喝水，因为肝功能、血糖、血脂检查需要空腹进行，否则会影响孕前检查的正常进行。

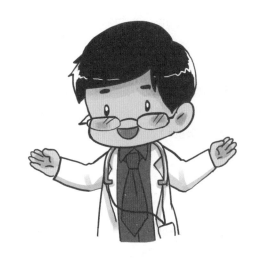

- 避开月经期。女性在进行孕前检查时要注意避开月经期，选择月经停止后3~7天再进行孕前检查比较好。
- 3天内禁止性生活。在进行孕前检查的3天内不要有性生活，在进行体检前一天注意休息好，保证精力充沛。

- B超检查前憋尿。在孕前检查中，其中有妇科B超检查，此项检查需要在膀胱充盈的前提下来做，因此，要在B超检查之前憋尿。
- 收集晨尿。收集早晨第一次排出的尿液放入干净的小玻璃瓶中，以备化验用。因为晨尿的化验结果更具有准确性，再者如果需要做子宫B超，则需要憋尿，如果在医院排尿，需要等待较长时间才能让膀胱再次充盈。

男性孕前检查注意事项

- 保证规律的生活方式。男性在孕前检查之前，要注意保证规律的生活方式，避免熬夜，劳逸结合，适当进行体育锻炼；饮食要注意营养全面、均衡，多吃富含优质蛋白质的食物，尽量避免吃高脂、高糖、高蛋白的食物。

- 戒烟、戒酒。检查前3天不要抽烟喝酒，不要吃油腻、糖分高的食物。男性朋友要在计划怀孕之前的3个月甚至半年之内戒烟、戒酒，因为吸烟会引发性功能障碍，降低生育能力，影响受孕的成功率以及受精卵及胚胎的质量；长期大量饮酒，会导致男性的精子数量减少、活力降低，甚至造成畸形精子，影响受孕和胚胎发育。

- 孕前检查前3～5天禁止过性生活。禁欲时间太短或太长都有可能影响精子的品质。

- 洗澡。体检前一天应洗澡，保证身体的清洁度。

- 空腹。抽血要空腹，因此检查前一天晚饭后不要再吃东西，保证在抽血前空腹8小时以上。

不要忽略重要病史的陈述

病史是医生判断检查者健康现状的重要参考依据，如备孕夫妻记不住所服用药物的名称，可以提前将所服用的药物记下来或带上药盒就诊。

病史陈述要力争做到客观、准确、重要疾病不可遗漏，如有流产史，要告知医生流产的次数及恢复情况；家族内有明显的遗传病人或生过先天缺陷儿的，一定要如实告知；如果高血压或糖尿病等慢性病病史，其发生、发展及治疗经过也要告知医生。

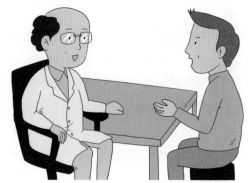

不要随意舍弃检查项目

孕前检查包括很多项目，其中，有一些针对生殖疾病和遗传疾病方面的特殊检查项目，以判断备孕夫妻的体质是否存在对孕育胎儿不利的因素。有的备孕夫妻因怕麻烦而放弃该有的检查项目，若真有病变，就会失去最佳治疗时机。另外，是否进行某些额外的检查项目，应听取医生建议选择性检查，而不能随意舍弃。

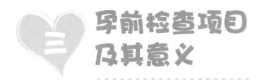

孕前检查项目及其意义

在准备检查之前，想必你或多或少都会有些疑虑，孕前检查到底需要检查哪些项目？每一项检查又有何意义，都是必须要做的吗？如果怀疑有不孕症，又应该做哪些特殊检查？

1 一般孕前检查

孕前检查包括一般体检，如血型检查、血压测量、身高体重测量、血糖和心脏检测等，但它比一般体检更有针对性，它以检测生殖器官以及相关的免疫系统、遗传病史等为主。除了一般体检，备孕期女性和男性需要进行以下检查。

备孕期女性检查			
项目	检查内容	检查目的	检查方法
血常规	常规血液学检查	了解有无贫血及其他血液系统疾病	静脉抽血
尿常规	检查尿液颜色、透明度、酸碱度，细胞检查、管型检查、蛋白质检查、比重检查等	了解肾脏状况，确认有无泌尿系统感染、肾脏疾病。根据肾脏病的程度和症状的不同来判定是否可以妊娠、分娩	尿液检查
肝功能	包括大肝功能和小肝功能，小肝功能检查指的是生化全套，共33项，而小肝功能只检查11项	了解目前的身体状况和营养状况，判断有无肝脏疾病及肝脏损伤程度	静脉抽血
生殖系统检查	子宫颈、输卵管	了解子宫卵巢的发育情况，输卵管内是否有积水、肿物，是否有子宫畸形、子宫肌瘤及子宫腺肌症，卵巢内是否有肿物等	B超
白带常规	筛查滴虫、霉菌、支原体衣原体感染、阴道炎症，以及淋病、梅毒等性传播性疾病	是否有妇科疾病，如患有性传播疾病，最好先彻底治疗，然后再怀孕，否则会引起流产、早产等危险	白带常规
脱畸全套	包括弓形虫、风疹病毒、巨细胞病毒、单纯疱疹病毒等的检查	60%～70%的女性都会感染上风疹病毒，一旦感染，特别是孕期前3个月，会引起流产和胎儿畸形	静脉抽血

妇科内分泌	包括卵泡促激素、黄体酮生成激素等6个项目	月经不调等卵巢疾病的诊断	静脉抽血
口腔检查	检查牙齿是否清洁，是否有牙龈病或牙周炎等	在孕期6个月应进行口腔检查，去除牙菌斑，消除牙龈炎症，避免孕期牙病治疗药物对胎儿的影响	看牙医
ABO溶血	包括血型和ABO溶血滴度	女性血型为O型，丈夫为A型、B型，或者有不明原因的流产史需做此项检查，以避免婴儿发生溶血症	静脉抽血
染色体检查	检查遗传性疾病	预测生育染色体疾病遗传给后代的风险	静脉抽血

备孕期男性检查			
项目	**检查内容**	**检查目的**	**检查方法**
血常规	备孕期男性需要做血常规18项	判断男性是否患有白血病、病毒感染、糖尿病、肝炎、败血症、黄疸、肾炎、尿毒症等影响生育的疾病	静脉抽血
尿常规	检查尿液颜色、透明度、酸碱度，细胞检查、管型检查、蛋白质检查、比重检查等	了解肾脏状况，确认有无泌尿系统感染、肾脏疾病	尿液检查
肝功能	肝功能检查目前有大小功能两种，大肝功能除了乙肝全套外，还包括血糖、胆质酸等项目	了解目前的身体状况和营养状况，判断有无肝脏疾病及肝脏损伤程度	静脉抽血
生殖系统检查	检查阴茎、尿道、前列腺、睾丸、精索	看是否存在影响生育的生殖系统疾病，如是否存在有隐睾、睾丸炎，是否患有梅毒、艾滋病等影响生育的一系列疾病	泌尿系统B超，精液检查
精液检查	检查精子一般性状、精子存活率、精子活动力、精子计数、精子形态等	看男性的精子是否健康、精子成活率如何、是否能达到怀孕的要求，这是实现怀孕的先决条件	精液检查
染色体检查	检查遗传性疾病	预测生育染色体疾病遗传给后代的风险	静脉抽血

对于备孕期男性来说，除了以上6项检查外，还可以根据个人的情况或医生建议进一步选择做一些合适的检查，如前列腺液检查、内分泌检查、多普勒超声检查、X线检查、免疫学检查、睾丸活检等。

② 不孕症检查

一般情况下，夫妻同居 2 年以上，没有采取任何避孕措施却未能怀孕，称为不孕症。如果怀疑自己有不孕症应在医生指导下进行相应的检查。

女性不孕症检查

造成女性不孕的原因很多，可以通过检查判断造成女性不孕的原因，以帮助备孕期女性积极调养。

女性不孕症检查	
检查项目	**检查方法**
四项妇科临床检查	包括基础体温测定、引导脱落细胞检查、子宫颈黏液检查和子宫内膜活体检查
输卵管通畅检查	在子宫内倒入一定压力的二氧化碳后，将输卵管内的气压变化用图形表示，以此来观察输卵管的输送功能和畅通状态
性交后试验	在排卵期或基础体温上升前 1 ~ 2 天后，检查性交后精子在女性宫颈内的活动性
B超检查	检查子宫和附件发育情况及形态位置，有无病变，如子宫内膜异位症、卵巢和输卵管肿瘤、子宫肌瘤等
腹腔镜检查	观察腹腔内有无粘连及子宫、卵巢、输卵管的发育情况
宫颈造影检查	检查宫颈内部的畅通转态及有无子宫内部粘连、畸形或发育不全的现象
免疫试验	疑有免疫不孕可做血内抗精子抗体和子宫颈黏液抗精子抗体的检查
激素检查	通过测定血液或尿液中含有的催乳素、促性腺激素、雌激素、黄体激素来测定排卵状态和排卵日

男性不孕症检查

精液检查是判断男性生殖功能的主要方法。医生会以精子数目、活动能力、形态以及存活率作为指标来判断检查者是否患有不孕症。精液检查一般 1 ~ 2 周做一次，至少需要 3 次以上才能做出准确的判断。有时候，男性不育症还需要进行前列腺液及精液的化验、睾丸活组织检查、免疫学检查，尤其是精子抗体的测定检查。

高龄产妇孕前检查须知

相比于一般产妇，高龄产妇怀孕难度更大，生育缺陷宝宝的概率也更高。尽管如此，高龄产妇仍然可通过科学合理的孕育方法，增加怀孕和生育健康宝宝的概率。

1 高龄产妇孕前检查不可少

不论是男人还是女人，生殖力都会随年龄增长而逐渐减低，女人最理想的生育年龄在23～30岁，如果35岁之后再选择怀孕，女性受孕机会变小，且自然流产率增加。有数据显示，25～30岁女子的流产率为15%，而40岁以后则高达40%。

与此同时，随着年龄的增大，女性体内的优质卵子相对减少，倘若伴有输卵管炎症、子宫内膜异位症或者子宫肌瘤使精子和卵子相聚的道路不通畅，会使不孕、流产、宫外孕的机会增多。高龄孕妇还容易出现妊娠高血压综合征和妊娠糖尿病等并发症，增加孕妈妈和胎儿本身的健康危险。

另外，就遗传角度来讲，高龄产妇所产的孩子中畸形发病率比较高，外界的噪音、废气、微波辐射等都会影响受精卵的分裂。产妇年龄越高，所受到外界的干扰程度越大，受精卵在分裂中就可能会产生不同情况的病变。例如唐氏综合征，25～34岁的产妇中的比率是1/800，35～39岁时比例就达到1/250，40～44岁时升为1/100，如果是45岁以上的高龄，这种可能就变成1/40～1/50。

因此，如果计划35岁以后怀孕，女性必须先考虑自己的生育能力。而通过科学合理的孕前检查，可以评估高龄女性的生育能力，并检测出可能的生育风险，提高优孕概率。

2 高龄初产妇需要做的检查

高龄初产妇由于年龄和生理原因，在孕前检查中除了要进行一般孕前检查外，还要重点关注免疫学检查、激素检查、感染检查和遗传方面检查等项目。尤其是有家族遗传病、慢性疾病的高龄女性，更要在怀孕前做好产前检查。

高龄初产妇孕期检查

检查项目	检查目的	检查方法
一般体检	体重、血压、血糖、血常规、尿常规、肝肾功能、心电图、乙肝五项等	静脉抽血、尿液检测等
生殖器检查	以便了解子宫体、子宫颈、卵巢、输卵管的情况，判断高龄产妇是否患有子宫方面的疾病，例如宫颈癌和卵巢癌等，如若发现高龄产妇有以上疾病，都需要治好才能再怀孕	B超检查
免疫学检查	以便了解抗精子抗体、抗卵磷脂抗体、抗子宫内膜抗体等情况	静脉抽血
激素检查	通过血液中含有的黄体激素和甲状腺激素来测定排卵状态和甲状腺功能，以及早防治流产、早产、围产期胎儿死亡等不良妊娠的出现	> 2000
感染检查	检测是否有滴虫、风疹病毒、巨细胞病毒、弓形体和单纯疱疹病毒等方面的感染，并根据检测结果估算孕期胎儿发生宫内感染的风险	> 100000
腹腔镜检查	这是了解输卵管内有无异常的最可靠的方法，在怀疑有输卵管阻塞、卵巢周围粘连、子宫内膜炎、子宫肌瘤是使用。高龄初产妇在长时间不孕时，最好接受此项检查	腹腔镜
遗传方面检查	对染色体、基因进行分析，了解可能导致胎儿畸形或流产的遗传风险。例如通过染色体检查找出可能遗传的疾病，避免给胎儿带来遗传缺陷	静脉抽血

高龄初产妇在怀孕前，夫妻双方最好都要进行检查，且对于大龄男性来说，进行孕前检查更有必要。一方面，随着年龄的增大，精子、卵子的老化速度都在加剧，质量也就跟着下降，生出畸形儿的概率要大得多；另一方面，年龄越大，男女双方都有患各种内科疾病的可能，高血压、糖尿病、甲状腺疾病对胎儿在子宫内的发育有很大影响。

重要的是，孕前检查只能发现孕前风险，高龄女性在孕期还应在医生的指导下合理安排产检。在产检中，一旦婴儿被怀疑可能有急性、染色体问题时，最好要做一下羊水穿刺，检查婴儿的染色体情况，如果发现异常应及早采取措施。

❸ 有瘢痕子宫女性孕前检查

有些女性由于第一次生产时选择剖宫产，导致子宫上有瘢痕的存在，俗称"瘢痕子宫"。一般来说，有瘢痕子宫的女性比非瘢痕子宫的女性怀孕难度要大，且孕期风险要比非瘢痕子宫的女性高，会出现如子宫破裂、产后出血、前置胎盘等问题。

有生育二胎计划的女性朋友，第一胎时应尽量顺产。如果第一胎已经是剖宫产，第二胎最好在两三年后再怀孕。有瘢痕子宫的女性如果有再怀孕的意愿，应至少提前 3 个月到医院做相关检查和评估。这样可以从源头上减少不良妊娠状况的发生，保证生育的质量和生产的安全。

首先，应关注子宫切口的愈合情况、瘢痕缝合的情况、胚胎着床的位置等。若超声检查发现子宫切口瘢痕处肌层薄或肌层中断时，视为子宫切口愈合不良，不适合再孕。

其次，剖腹产后再怀孕，和高龄产妇一样，必做孕前检查项目要比正常的女性的必检项目多，例如生殖检查、内分泌检查、输卵管造影、免疫学检查等常规必检项目。

再次，接受必要的妇科检查。多数经产妇在二次妊娠前有人工流产、引产、上取环史，容易引发子宫内膜炎，进而导致前置胎盘、胎盘植入等问题。因此，经产妇需要进行妇科检查，以降低生育风险。并且，子宫内膜异位症、卵巢囊肿、子宫肌瘤、卵巢早衰、宫颈糜烂、乳房肿瘤等女性疾病在 35 岁左右是较为常见的，所以，如果存在这些疾病的话，必须尽快治疗。

最后，有瘢痕子宫的女性在进行上述检查时，要提供有效病史，如前次妊娠有无并发症（高血压、糖尿病、甲状腺疾病等），分娩方式（剖宫产还是自然分娩），分娩过程是否顺利，有无软产道损伤等。这样在进行孕前检查时，医生会根据病史做进一步详细检查，以有效指导妊娠。

孕前检查只能降低孕育风险，有瘢痕子宫的女性在孕期也要到正规医院接受专业产检，以及时评估生理状况，保障母体和胎儿的安全与健康。

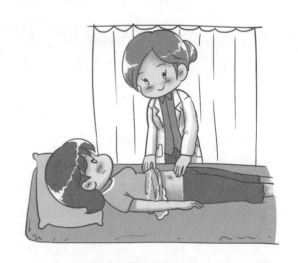

4 不良妊娠史的孕前检查

在现实生活中还有一些特殊的备孕女性，如有过反复流产史的、有过胎停育史的、有孕育过畸形儿的女性……为了实现优生优育，避免不良妊娠风险，她们在备孕和孕期所要考虑和注意的情况更多。

反复流产的女性

不论是自然流产，还是人为流产，对女性的健康伤害都不言而喻。女性因为种种不可避免的因素或人为原因所致的流产后想要再次怀孕，除需要了解自己的生育能力是否适合怀孕外，还需要接受一些特殊的检查，以降低孕育风险。

对于有过自然流产经历的女性来说，再次准备怀孕之前可在医生的指导下进行科学的孕前检查。除了全身检查外，还需要接受染色体检查、免疫学检查、激素检查、感染性检查等。在进行孕检的时候，备孕女性应主动提前将自身的流产相关事宜告知医生作为参考，如流产原因、流产时间、是否有后遗症等，以帮助医生做出准确的判断。

此外，对于孕早期未出现事故所致的自然流产，男性还应配合接受精液检查。

有过多次人流史的女性，在准备怀孕之前除一般的孕前检查项目和妇科检查外，还需要接受宫颈造影检查、子宫内膜检查、腹腔镜检查、输卵管通畅检查、激素检查和染色体检查等，以了解输卵管是否还通畅，子宫内膜厚度是否正常，黄体功能是否正常，为再次怀孕做出科学指导。

有胚胎停育史的女性

胚胎停育是指胚胎发育到一个阶段发生了死亡而停止继续发育。导致胚胎停育的原因有很多，包括免疫性因素、遗传性因素、内分泌性因素等。有过胚胎停育经历的女性，再次准备怀孕前，夫妻双方都应做全面检查，抗体检查放在最后，检查重点放在黄体功能、TORCH 和肾脾功能上，以便找到胚胎停育的原因，降低再次发生胚胎停育的风险。

生育过先天畸形儿的女性

造成孩子先天畸形的原因很多，包括遗传因素、病毒、细菌、辐射、化学物质、环境等。对生育过先天畸形儿的女性来说，再次怀孕前可在医生指导下接受染色体检查、感染性检查等，并远离不良的生活环境，以降低孕育畸形儿的风险。

五 孕前检查的困惑

孕育生命是一个神奇的过程。通过孕前检查，如果一切正常自然是皆大欢喜，可出现异常情况也不用过于担心，不妨多咨询医生，科学备孕。

① 备孕女性有轻微贫血怎么办

女性的血红蛋白含量理想情况下应为120～150，如果低于110就属于贫血。一般，轻度贫血的症状并不明显，仅表现为体能低落、头晕乏力、抵抗力下降、脸色和黏膜缺乏红润、皮肤缺乏光泽、头发干枯容易脱落等症状，往往容易被女性所忽略。

无论女性孕前是否有贫血症状，怀孕后随着孕程的推进，孕妈妈的血容量也逐渐增加，导致血红蛋白的浓度相对下降约20%，造成血液的相对稀释，容易出现免疫力下降、抗病力差、易发生感染，严重时甚至会导致心肌缺氧。此外，由于早孕期的妊娠反应，很多孕妈妈的营养摄入受到影响，因此到了孕中期，80%的孕妈妈都会出现生理性贫血。而贫血的孕妈妈孕育的胎儿大多出生便存在贫血的症状，对孩子日后的健康成长极为不利。

唇色淡白、脸色或苍白或发黄、乏力、怕冷、抵抗力差、消化不良、有节食减肥史的女士，在有怀孕意向之前，一定要去医院检查一下是否贫血。如果在孕前检查中发现存在贫血的症状，则应该在医生指导下进一步检查确定是何种类型的贫血。如果是缺铁性贫血，可在食物中增加铁和蛋白质丰富的食品，例如红枣、阿胶、乌鸡等，如无好转，必要时可在医生指导下服用铁剂；如果是巨幼红细胞性贫血则需要按照医生要求补充叶酸。

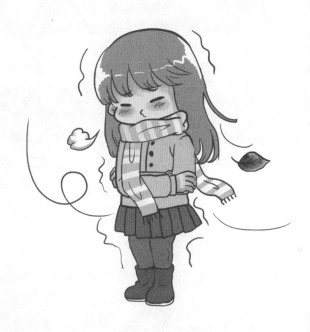

贫血一般没有后遗症，备孕期女性待身体的贫血情况恢复正常后即可进行妊娠。不过，在孕期也要积极补铁，并在医生指导下定期检测血液中血红蛋白含量，以防贫血。

② 有妇科炎症能马上怀孕吗

经过孕前检查，可能有些女性会被查出患有某些妇科炎症，这种情况下适合马上怀孕吗？

常见的妇科炎症会导致阴道分泌物增多，进而影响精子的穿透能力，使精子无法正常与卵子会合，降低受孕概率。如果孕前不及时治疗炎症，怀孕后女性的代谢加速，可能直接导致炎症加重，带来一些并发症，孕妇的免疫功能和内分泌系统都会受到破坏，而一旦引起宫内感染、产道感染等，可能造成流产或早产，以及胎儿先天发育畸形、智力低下等更加严重的后果。

一般妇科炎症 1~3 个月即可治愈。如果在孕前检查中发现患有某些妇科炎症，建议在医生指导下治愈后再怀孕。

③ 孕前孕酮低会影响受孕吗

孕酮，是由黄体分泌的一种性激素，故又称黄体酮。女性怀孕、胚胎的发育都与孕酮息息相关。孕酮低是黄体不足的表现，黄体不足会导致月经不调、不孕或早孕流产。

孕酮水平偏低常见于黄体功能不全、多囊卵巢综合征、胎儿发育迟缓等，其中内分泌功能紊乱是常见的一种症状。因此，备孕期女性如果有孕酮偏低的情况应积极配合医生进行相关检查，明确致病因素，对症治疗。

④ 夫妻一方有乙肝能生出健康宝宝吗

通过乙肝两对半检查，测试出夫妻一方有乙肝，而乙肝可以通过血液、母婴传播，那这种情况下备孕夫妇能生出健康宝宝吗？

如果是男方患有乙肝，女性身体较好，甚至有抗体，可以等乙肝得到有效控制后准备怀孕。目前，对乙肝父婴垂直传播的几率没有定论，但值得肯定的是父婴垂直传播的几率是很小的，几乎可以忽略不计。大部分乙肝父婴传播都是后天亲密接触传染的，只要在生活中小心谨慎是完全可以避免或阻断乙肝病毒传播的。

尽管母婴传播（医学上指母亲有乙肝，再传给下一代的现象）是我国乙肝的主要传播方式之一，乙肝病毒携带者在怀孕前后只要采取了恰当的措施，是可以避免传播给下一代的。如果女方转氨酶、胆红素等升高，那代表处于炎症活动期，不适合怀孕，应该到正规医院接受正规治疗，待肝功能正常已半年（最好两年）后怀孕较为安全。如果肝功能正常，那代表是乙肝病毒携带者，如 B 超检查不提示肝硬化，可以考虑怀孕，当然最好在 HBV-DNA 阴性时怀孕。另外，新生儿出生后进行主被动联合免疫，乙肝病毒的阻断率可达 95%。

无论男方还是女方患有乙肝，都应该进行积极治疗，待病情稳定才可以打算生孩子。而在怀孕前妈妈如能成功地获得乙肝抗体，即 HBsAb 达到 400 单位以上时，可有效地保护自身和新生儿，从而可有效地减少感染乙肝病毒的可能性，此时较适合怀孕。并在此基础上，积极通过疫苗和生活措施阻断乙肝病毒的传播，乙肝夫妻仍然可以孕育健康宝宝。

5 遗传优生咨询要注意什么

遗传优生咨询是针对有关遗传的病因、遗传方式、诊断、治疗及预防等问题，由临床医生和遗传学者为患者进行解答，估计患者子女再发风险，并提出建议及指导的一种咨询。例如，有的遗传病的发生与环境有关，医生会对何时怀孕提出具体意见；有些遗传病需要在孕前做必要的治疗，或服一些药品对胎儿发育有利。因此，在孕前通过遗传优生咨询，可帮助患者及其家属正确对待遗传病、了解发病概率，采取正确的预防和治疗措施，降低遗传疾病的发病率，减少有害基因向子女传递的概率。

如果发现有以下情形之一，最好在孕前去医院进行遗传优生咨询和检查：

- 高龄夫妇。女性在 35 岁以上，男性在 45 岁以上。
- 曾生育过先天畸形、无脑儿、先天愚型以及其他染色体异常患儿等。
- 夫妻一方或双方，或是亲属患有遗传病，或者有家族遗传病史者。
- 夫妻或是家族中曾有不明原因的不孕不育、习惯性流产、原发性闭经、早产、死胎等情形。
- 近亲结婚的夫妻。
- 夫妻或家族中存在性腺或性器官发育异常，不明原因的智力低下者、行为发育异常者。
- 夫妻双方或一方曾经或正在接触有害毒物作业，如生物、物理、化学、药物、农业等。
- 夫妻双方或一方可能是遗传病基因携带者或者染色体结构或功能异常，染色体平衡易位携带者。

遗传优生咨询建议夫妻双方同去，且在专业医生处进行咨询。

⑥ 有遗传性疾病适合怀孕吗

遗传病是父母的遗传物质（基因）在亲代和子代之间，按照一定的方式垂直传递而引起的疾病。遗传病的特点为患病是终生性的，有家族性。通常，它在孩子出生时就会表现出来，如先天愚型、多指等，但也有一些是在出生后生长发育到某一阶段才表现出来，比如肌营养不良症到儿童期才发病，秃发症也是在30岁后才发病。有些遗传病与环境因素有一定的关系，比如人的身高是由遗传基因所决定，但如果在出生后加强营养和锻炼，孩子就有可能比父母高。

通过孕前检查，夫妻双方或一方确诊为染色体易位携带者，他们的子女中有1/4将流产，1/4可能是易位型先天愚型，1/4可能是平衡位染色体的携带者，只有1/4可能出生正常的孩子。这类夫妻则应该考虑不再生育或者在怀孕后进行产前诊断，以防止患儿的出世。

同时，如果夫妻双方或一方患有以下遗传病，则不适合怀孕：

各种严重的显性遗传病患者

严重的显性的遗传病包括视网膜母细胞瘤、强直性肌营养不良、遗传性痉挛性共济失调、软骨发育不全等。这些遗传性疾病会直接传给后代，而且只要父母双方有一方患有这类疾病，子女大约有半数都会出现发病，所以此类遗传病患者是不宜生育的。

较严重谍多因子遗传病患者

如精神分裂症、躁狂抑郁性精神病、先天性心脏病等。这类疾病的发生与遗传和环境有一定的联系，所以这类有遗传病患者的子女发病率会比显性遗传病低些，但仍然是不适合怀孕的。若患的是较轻多因子遗传病，那在准备怀孕前可通过治疗后再生育，如唇裂、糖尿病、近视等。

夫妻双方患同一种严重隐性遗传病

若夫妻双方都患有同一种隐性遗传病，则生育的子女可能会全部发病，因此这类夫妻也不适合怀孕。若只有一方患有，则子女只会带有致病基因，并不会发病。

值得注意的是，每个人的情况和生理状况不同，具体是否能够怀孕还需要医生根据实际情况作出判断。有遗传病的夫妻在遗传优生咨询和检查时需配合医生，以便医生做出合理的诊断。

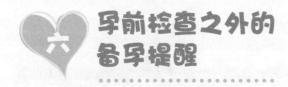

六 孕前检查之外的备孕提醒

对于准备怀孕的夫妇来说，在妊娠开始之前，将身体和心理状态调整到最佳，才能顺利孕育出健康宝宝。

① 孕前 3 个月开始补充叶酸

备孕期良好的营养储备，对顺利怀孕和保证宝宝以后的健康十分重要。备孕期夫妇，尤其是女性应在怀孕前 3 个月至半年即可开始注意饮食调理，尽量做到膳食均衡，以保证摄取到适量的蛋白质、脂肪、碳水化合物、维生素和矿物质等营养。在此基础上，备孕期夫妇还需要适当补充叶酸。

叶酸是一种水溶性的维生素，它最重要的功能就是制造红细胞和白细胞，增强免疫力。备孕妈妈严重缺乏叶酸不但会让孕妈妈患上巨幼红细胞性贫血，还可能会让孕妈妈生出无脑儿、脊柱裂儿、脑积水儿等。如果在孕前 3 个月开始科学补充叶酸，直至孕早期结束，可大大降低新生儿神经管缺陷发生概率，并防止新生儿体重过轻、早产以及婴儿唇腭裂等。

世界卫生组织推荐准妈妈每日摄入叶酸 400 微克，即 0.4 毫克。也可以做叶酸基因检测，根据检验结果决定叶酸的需求量。值得注意的是，如果在孕前有过长期服用避孕药、抗惊厥药物，或是曾经生下过神经管缺陷宝宝，则需在医生的指导下，适当调整每日的叶酸补充量。

除了备孕期女性，备孕期男性也需要适当补充叶酸。

② 调整体重到正常范围

不论是备孕期女性，还是备孕期男性，孕前太胖或太瘦都不利于怀孕。因此，在备孕期通过科学合理的方式将自己的体重调整到正常范围也是备孕的重要方面。

正常的体重范围值

标准体重可以 BMI 值为标准，BMI 值是测量身体体脂肪率的计算公式。

$$\text{BMI}（\text{体质指数}）=\frac{\text{体重（千克）}}{[\text{身高（米）}]^2}$$

如果 BMI 值小于 20，则说明身体偏瘦，需要补充营养增重；

如果 BMI 值在 20~24.9，说明体重在正常范围内，可通过饮食和运动保持；

如果 BMI 值大于 25，说明超重，需通过合理的方式减重。

备孕期间如何减重

早餐吃饱，不要吃油炸、高热量的食物；中饭吃七分饱；晚餐尽量少吃，也可少食多餐。吃饭时要细嚼慢咽，延长进食时间，以增加饱腹感。平时吃惯零食的准妈妈，要尽量选择在两餐中间食用，以选择新鲜的水果或蔬菜为宜，尽量不要吃高脂肪甜点、碳酸饮料等。

加强锻炼，以中等或低等强度运动为宜，如每天爬楼梯 20 层，晚上原地跑步半个小时或外出散散步。利用周末进行户外活动，如爬山、游泳、打球等，但不要过于疲劳。

备孕期间如何增重

一日三餐不可少，且要营养均衡，食材品种及颜色越多样越好。三餐间要加 2~3 次点心，选择高蛋白及高营养素的食物，如酸奶、鸡蛋、豆浆、馄饨、水果等。多喝排骨汤、鱼骨汤和鸡汤，以增加热量及营养素的摄取。

多选择慢跑、打乒乓球、游泳、俯卧撑等运动项目，使体重稳步增长。

保证充足的睡眠，晚上最好在 10 点 30 分左右睡觉，早上 7 点 30 分左右起床，不要熬夜或加班。

③ 放松心情，更易怀孕

有的夫妻可能没有任何准备就迎来了新生命，而有的夫妻可能准备了半年或一年，甚至更长的时间仍然没有怀孕。无论哪种情况，夫妻双方都应该以一个积极、轻松的心态去面对怀孕这件事。

求子心切，又害怕不能正常受孕，因而压力过大，紧张焦虑，这往往是很多长期备孕却不成功人士所面对的问题。要明白很多"不孕"只是暂时的，不必为此而紧张自卑，好的心态反而更有助于怀孕。

备孕期夫妇可以多跟朋友、家人、医生沟通，及时反应自己的情况，调整和转移不良情绪，例如夫妻经常谈谈心、散散步、听听舒缓的音乐，有条件时还可以适当地去度假，全面地享受生活。轻松惬意的生活让人们心情平静，会增加受孕几率。此外，如果备孕夫妻心理压力大，必要时还可找心理医生咨询，进行相应的心理辅导。

④ 加强锻炼，提升体质

备孕夫妻双方在计划怀孕前的一段时间内，若能进行适宜而有规律的体育锻炼与运动，不仅可以促进女性体内激素的合理调配，确保受孕时女性体内激素的平衡与精子的顺利着床，避免怀孕早期发生流产，而且可以促进孕妇体内胎儿的发育和日后宝宝身体的灵活程度。同时，对备孕期男性来说，也可以提高身体素质，并确保精子的质量。

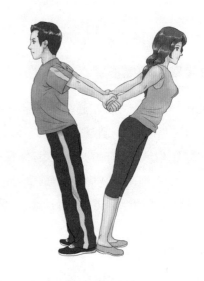

备孕夫妻进行体育锻炼应采取积极主动的方法，并量力而行，避免对身体造成不必要的损伤。女性的柔韧性和灵活性较强，耐力和力量较差，适宜选择健美操、瑜伽、游泳、慢跑等运动；男性则可选择快走、慢跑、游泳、骑自行车等舒缓的有氧运动。备孕期间运动应每周至少锻炼 3 次，每次 30 分钟，循序渐进，逐渐增加运动量和强度，以调动体内抗氧化酶的积极性，起到提升体质的作用。

职场备孕期夫妇由于空闲时间少，更应该合理安排生活和工作，抓住一切可以运动的机会，如起床前在床上做些简单的活动，上下班途中多走路，睡前适当做些放松运动等。

5 不利于受孕的生活习惯要避免

近年来不孕不育的人越来越多，研究其原因是多方面的，如环境的污染，抗生素、激素的滥用，精神压力的增大，夫妻的不良生活习惯等。外界的因素是比较难控制的，备孕夫妻不如先从自身做起，改变以下不良生活习惯吧！

- 偏食。
- 酗酒。
- 久坐。
- 吸烟。
- 熬夜。
- 过度劳累。
- 精神压力过大。
- 滥用化学药物。
- 穿紧身衣裤。
- 女性经期过性生活。
- 性生活频率不当。
- 手机长时间放裤兜里。

6 备孕期要谨慎用药

从备孕开始，夫妻双方做任何事情都要深思熟虑，尤其是在用药方面，更容不得一丝一毫的疏忽大意。不管是备孕妈妈，还是备孕爸爸，孕前服用药物都存在导致精子、卵子成活率低、胎儿畸形等风险。备孕前就有服用某些药物，最好停药一段时间后再备孕；如果在备孕期间因身体不适而就医时，需将备孕情况向医生说明，实在需要用药的，要在医生的指导下选择，以避免不利因素对孕育健康宝宝的内部环境造成干扰。

专家建议，孕前 3 ~ 6 个月，夫妻双方都要避免使用吗啡、氯丙嗪、解热止痛药、环丙沙星、酮康唑、红霉素、利福平等药物，以免影响卵子的质量。

除此之外，准妈妈孕前避免服用影响女性生殖细胞的药物，如激素、某些抗生素、止吐药、抗癌药、安眠药（准爸爸也要避免）等。在计划怀孕期内需要自行服药的女性，一定要避免服用药物标识上有"孕妇禁服"字样的药物。长期使用药物避孕工具和口服避孕药物的女性，应在孕前 6 个月停用。

七 我的 孕前检查记录

● 检查实记

请在做过的检查前打"√"

女性孕前检查	男性孕前检查
□ 血常规	□ 血常规
□ 尿常规	□ 尿常规
□ 肝功能	□ 肝功能
□ 生殖系统检查	□ 生殖系统检查
□ 白带常规	□ 精液检查
□ 脱畸全套	□ 染色体检查
□ 妇科内分泌	
□ 口腔检查	
□ ABO 溶血	
□ 染色体检查	

● 医生交代的事情

● **孕妈妈心语**

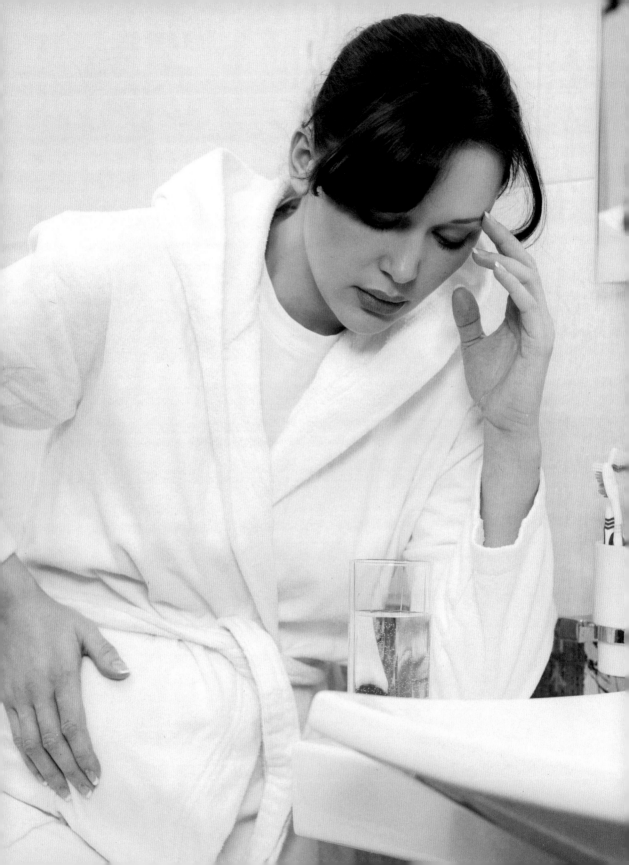

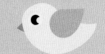

Chapter 2

孕早期检查，
为早孕时光护航

当小天使已经在孕妈妈的子宫内安营扎寨，并悄悄地开始发育，你会为此幸福满满、饱含期待，或许这期间你不得不和各种早孕反应作斗争，也不可避免地要做各种繁复的检查—血HCG检查、B超检查、第一次正式产检，还要建档。不过若这一切都是为了宝宝的健康，何尝又不是一种甜蜜的"负担"呢？

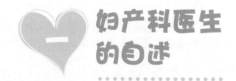

妇产科医生的自述

　　孕育生命是一个缓慢而艰辛的历程，也是感受快乐、享受喜悦的过程。即使作为一名妇产科医生，初为人母的心情也是很复杂的，喜悦之余又有点担心。因为我们医生的工作生活中，接触更多的是患者，虽然非常了解哪些是正常的，哪些是不正常的，但担心还是免不了的。我想，其他的妈妈们应该会有更多的担心吧。

　　我们业内的一些调查显示，很多孕妈妈对孕早期检查不够重视，早期产检率仅为48.59%，有51.41%的女性做第一次产前检查的时间是在怀孕12周之后。有些孕妈妈认为，早期不用做检查，到3个月以后建档时再好好查就可以了；还有些孕妈妈认为，早期是胎儿生长的关键期，还是不要做B超了，以免对胎儿造成影响。其实，这些想法都是不对的。

　　研究表明，孕早期检查是筛选高危妊娠、降低孕产妇死亡率和围产期死亡率的关键。因此，孕妈妈应提高对孕早期检查的重要性和必要性的认识。如果近期在计划要宝宝，如果出现月经超期没来，或者月经来了但量较少，以及和以往不同的情况就应该积极应对了。要是觉得去医院麻烦，可以先自己在家做个尿试纸验孕的检查（具体操作我们之后有详细的介绍），明确是否已怀孕，如果不能确定的话应及时咨询妇产科医生或去医院就诊。

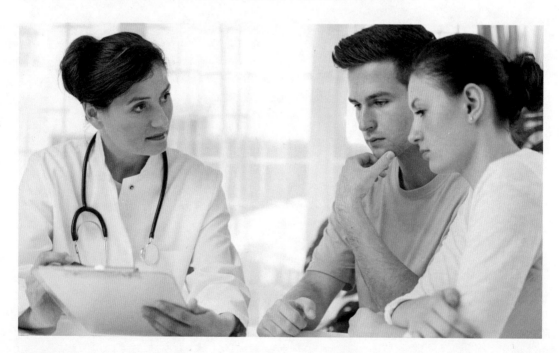

经过了前一时期的焦虑不安，现在的我们相对比较安心了。因为孕42天之后，这个小生命基本上就已经安稳地在妈妈的体内安家了，作为新手妈妈我们也成功地完成了一大步，但同时我们的身体将要开始出现一系列的变化，它将给我们的身体带来一些不适，对我们个人及其家庭又是一项新的挑战。

现在我们经常会听见或看见周围的朋友，即使二十几岁的女性也经常会出现先兆流产、稽留流产（missedabortion，过期流产或死胎不下）以及保胎不成功等情况。这也让我们的新手妈妈又开始了另一种担心。

虽然孕早期相对整个孕期来说，流产的概率是稍微高一点（到了孕12周之后，胎儿相对稳定，流产概率也随之下降），但作为一名妇产科医生，我想跟大家说的是，一定要相信科学，引起流产、保胎不成功这些问题的绝大多数都是有因可寻的。那么，针对可能出现不良结局的原因，一定要做足功课，了解多一些，学习足一些，这一定能助大家一臂之力，让大家的孕育之路更轻松一点。

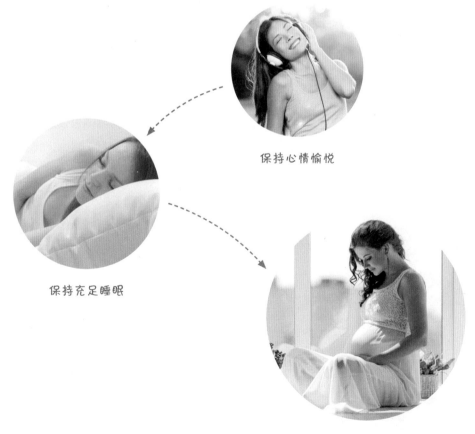

保持心情愉悦

保持充足睡眠

把功课做足

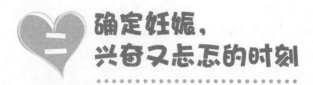

二 确定妊娠，兴奋又忐忑的时刻

一向准时的"好朋友"迟迟没来光顾，你是欣喜还是紧张？如果你对孕育一个小宝贝期待已久，肯定还是甜蜜更多一些吧！为了放心，还是先做个早孕检查吧！

1 怀孕了，身体信号早知道

当你怀疑自己可能怀孕后不久，身体就会自动验证你是不是真的怀孕了。以下是怀孕早期妈妈的身体常会出现的变化，你也可以把它们当作胎宝宝呼唤准妈妈的信号哦！

"好朋友"迟迟不来

停经是最大的妊娠变化。备孕准妈妈如果平时月经周期规律，一旦月经过期，就要注意，这是怀孕的征兆。如果月经超过1周没来，可以去药店购买早孕试纸测试一下，或直接去医院检查。如果月经过期1个月，怀孕就比较容易确定了。

基础体温居高不下

有些女性有坚持测量基础体温的习惯，或者是在宝贝计划实施之初就开始测量基础体温。如果测量发现基础体温居高不下（37℃左右）超过了16天，那么你"中奖"的概率就很大了，如果超过20天，那么几乎可以肯定你怀孕了。

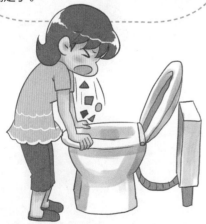

常有恶心、呕吐感

如果连续几天有恶心、呕吐的感觉，尤其在晨起空腹的时候感觉明显，而且对某些气味特别敏感，提示有怀孕的可能。

阴道分泌物突然多了

如果你发现白带的分泌量较平时同一时期，突然变多了一些，或许还伴有轻微的下腹痛、乳房发胀，但阴部无异味、无瘙痒情况，那么你也可能是怀孕了。

小腹偶有阵痛感

准妈妈的小腹如果偶尔会出现轻微的阵痛感，有时候还会伴有少许的出血或者有褐色的分泌物，这也是较为明显的早孕信号。

总是饿、睡不醒

突然变得很能吃，而且饿得快，这也是一个很明显的早孕信号。另外，你可能会感到非常疲惫，总想睡觉，或是常常在白天，坐在沙发上看书，不知不觉就睡着了。

口味突然改变

有些准妈妈会变得突然嗜酸嗜辣，或是平常喜欢吃的东西现在不爱吃了，或是吃过一次的食品第二次就不想吃了。有些准妈妈甚至不想吃任何东西。

乳房变得很敏感

有些准妈妈乳房变得很敏感，乳房也比往常增大了一些，并且变得柔软、丰盈，有一种饱满和刺痛的感觉。仔细观察还可发现，乳头周围深黄色乳晕上的小颗粒显得特别突出。

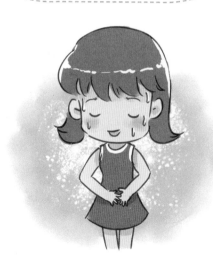

有了以上这些早孕征兆，往往可以大致判断你是否怀孕了。但这种判断总是不太准确的，你可以购买验孕产品，在家验孕，进一步证实。

2 在家验孕

大约从得知自己排卵的那一刻开始，你就会非常敏感地关注着自己的一切变化，期待着宝宝的到来。这时，除了留意身体的异常变化外，你还可以在家进行初步验孕。家用验孕产品在大部分药店都有售，而且简便易于操作，只需几分钟的时间就可以得到结果。

准确、快捷得知结果的早孕试纸

如果你感觉自己可能怀孕了，在去医院之前可以在家先用早孕试纸测一下。

早孕试纸的使用方法：首先打开锡纸密封的包装，用手持住纸条的上端，不要用手触摸试纸条实验区。然后用一个干净清洁的一次性纸杯或者塑料杯取一杯尿液，最好是晨尿。将试纸带有箭头标志的一端浸入尿杯（尿样不允许超过 MAX 线），约 3 秒钟后取出平放。

观察试纸，在反映区内出现一条红线为"阴性"，出现平行的两条明显的红线为"阳性"。尿 HCG "阳性"多表示已经怀孕。两条红线一深一浅表示有怀孕的可能。10 分钟之后仍为一条红线时才能判定为"阴性"。5 分钟内无对照线出现，则表示测试无效。

一般来说，如果月经推迟 1 周，就可以使用早孕试纸验孕了，想要结果更准确的话，可以在月经过去 10 天左右再测。由于早孕试纸验孕准确率在 85% ~ 95%，所以即使在家用试纸测试已经怀孕了，也建议去医院做一个正规的检查。

好用、准确率高的验孕棒

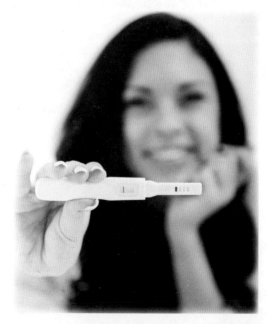

验孕棒检测具有快速、方便、灵敏、特异性高的优点，检测早孕时可避免与 HCG 有类似结构的其他糖蛋白激素引起交叉反应。但是，自测早孕的女性必须记住：验孕棒只能作为一种初筛检查，验证之后仍需到医院确诊。

验孕棒的使用方法：首先将包装铝箔膜袋沿缺口处撕开，取出验孕棒。用吸管吸几滴尿液（为提高准确率，最好使用晨尿），挤到吸尿孔。观察窗中的 C、T 位置，如果

同时出现两条紫红色线，表明已怀孕。观察窗中只出现一条线，表明未怀孕。出现一深一浅，C 的颜色较深，T 的颜色较浅，表示有怀孕的可能。如果出现这种情况，可以两天后用新的验孕棒采集晨尿重新检测，然后再下定论。

提高验孕结果准确性的小技巧

- 一般来说，可以在同房后，月经推迟 7 ~ 10 天左右在家验孕，准确性较高。
- 使用时注意包装盒上的生产日期，不要使用过期的早孕试纸或验孕棒，因为化学药剂时间长了就会失效。
- 在具体操作之前要仔细阅读说明书，并小心准确地按照步骤去做。
- 采取早晨起床后的第一次尿液进行检测，因为这个时候的激素水平最高，容易检测出来。
- 如果自测结果呈阴性，1周之后月经仍未来潮，应该再做一次自测。如果是阳性就要去看医生。

3 去医院做验孕检查

即使用早孕试纸或验孕棒测试出怀孕，也应去医院进一步检查确认。一方面可以进一步确诊，另一方面可以确保妊娠的安全性。医生还可能给我们更专业的指导，让你不至于手忙脚乱。

尿检验孕

人绒毛膜促性腺激素（HCG）在受孕后10天左右就可以从尿液中检测出来。在医院做尿检，尿液中若检测出有人绒毛促性腺激素，即检查结果为阳性（＋），一般认为是怀孕了。不过有些女性由于尿中HCG水平较低，检验结果可能呈弱阳性反应。

此外，宫外孕、不完全流产、葡萄胎等也可在尿检中出现人绒毛膜促性腺激素呈阳性的情况。因此，尿液检查的结果可作为参考，必要时需要进行血液检查来确认是否怀孕。

抽血验孕

血液检查是目前最早也最准确的测试是否怀孕的检查方法。有些女性在怀孕初期 HCG 比较低，用试纸测出线条颜色比较浅，无法准确判断是否怀孕，这时应该到医院验血，通过分析 HCG 和黄体酮来判断是否怀孕。

卵子受精后 7 天即可在血清中检测出人类绒毛膜促进性腺激素（HCG），一般是采静脉血。通常，可在同房后 8 ~ 10 天抽血检查。一般正常人血清 β-HCG 测定值小于 3.1IU/L，如果超过 5.0IU/L 就有受孕可能，如果超过 10IU/L 基本可以确定怀孕。孕后 35 ~ 50 天 HCG 可达到或大于 2500IU/L，具体情况可参见下表。

不同时期女性 HCG 测定值					
测定时间	标本	旧制单位正常值	旧→新系数	法定单位正常值	新→旧系数
非孕时	血	＜ 3.1ng/ml	1	＜ 3.1μg/L	1
孕 7 ~ 10 天	血	＞ 5.0mIU/ml	1	＞ 5.0IU/L	1
孕 30 天	血	＞ 100mIU/ml	1	＞ 100IU/L	1
孕 40 天	血	＞ 2000mIU/ml	1	＞ 2000IU/L	1
孕 10 周	血	50 ~ 100IU/ml	1	50 ~ 100kIU/L1	1
孕 14 周	血	10 ~ 20IU/ml	1	10 ~ 20kIU/L1	1
滋养细胞疾病	血	＞ 100IU/ml	1	＞ 100kIU/L1	1

黄体酮是由卵巢黄体分泌的一种天然孕激素，在体内对雌激素激发过的子宫内膜有显著形态影响，为维持妊娠所必需。

不同时期女性 HCG 测定值

测定时间	标本	旧制单位正常值	旧→新系数	法定单位正常值	新→旧系数
卵泡期	血	0.2 ~ 0.6ng/ml	3.18	0.6 ~ 1.9nmol/L	0.3145
黄体期	血	6.5 ~ 32.2ng/ml	3.18	20.7 ~ 1.2.4nmol/L	0.3145
孕 7 周	血	24.5±7.6ng/ml	3.12	76.4±23.7 nmol/L	0.32
孕 8 周	血	28.6±7.9ng/ml	3.12	88.21±23.7 nmol/L	0.32
卵泡期	血	24.5±7.6ng/ml	3.12	89.2±24.6 nmol/L	0.32
孕 9 ~ 12 周	血	38.0±13.0ng/ml	3.12	118.6±40.6 nmol/L	0.32
孕 13 ~ 16 周	血	45.5±14.0ng/ml	3.12	142.0±43.7 nmol/L	0.32
孕 17 ~ 20 周	血	63.3±14.0ng/ml	3.12	197.5±43.7 nmol/L	0.32
孕 21 ~ 24 周	血	110.9±35.7ng/ml	3.12	346.0±111.4 nmol/L	0.32
孕 25 ~ 34 周	血	110.9±35.7ng/ml	3.12	514.8±111.4 nmol/L	0.32
孕 35 周	血	202.0±47.0ng/ml	3.12	630.2±146.6 nmol/L	0.32
绝经期	血	< 1.0ng/ml	3.18	< 3.2 nmol/L	0.3145
孕 13 ~ 36 周	血	55.0ng/ml	3.12	171.6 nmol/L	0.32
足月妊娠	血	26.0ng/ml	3.12	81.1nmol/L	0.32

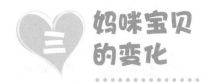

妈咪宝贝的变化

尽管在怀孕的前3个月，孕妈妈的体型可能没有太多改变，但孕妈妈的体内已经发生了重大的变化——一个小小的胚胎正在悄悄地成长。

① 宝宝成长日志

孕1月：生命的种子诞生

在准妈妈和准爸爸浑然无知的情况下，准妈妈的子宫里已经有了一颗小小的受精卵，小宝贝已经开始形成胚胎。

第1周：本周胎儿其实还不存在，因为你根本没有怀孕。数周后当你知道自己怀孕时，根据妊娠期的算法，本周是怀孕第1周。

第2周：本周胎儿依然不存在。直到本周周末前后，卵子和精子相遇并结合成受精卵，新的生命才诞生。受精卵形成的同时宝宝的性别已经决定了。

第3周：受精1周时，胚胎会分泌一种激素，这种激素可帮助胚胎植入子宫内膜，这样受精卵就正式安顿下来，进行有规律的发育。在最初的几周内，胚胎细胞发育特别快，此后将开始分化为三个胚层，每一层都将形成不同的器官。

第4周：此时胚胎发育还处于非常稚嫩的阶段，只有0.36～1毫米长。外胚层开始出现神经管道，中层心脏和循环系统已经出现，内层中泌尿系统、肠、肺等器官开始形成。早期供给胎儿营养的胎盘、绒毛和脐带也开始工作了。

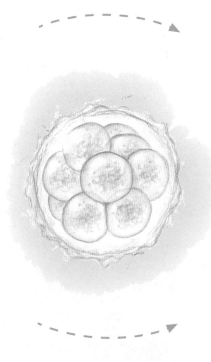

孕 2 月：从"苹果籽"到"葡萄"

胎儿开始渐渐长大，最开始它像一粒小小的苹果籽，经过 1 个月的成长，它会慢慢变得像葡萄一样大。

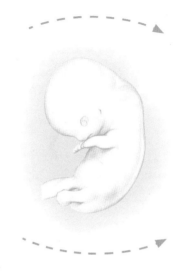

第 5 周：胚胎大小像苹果籽一样。主要的器官如肾、肝已经开始生长，连接脑和脊髓的神经管开始工作。本周末宝宝的心脏开始有规律地跳动和供血。

第 6 周：手和腿的变化越来越明显，脑垂体和肌肉纤维开始发育，心脏在这时已经可以跳到150次/分钟，但还不能听到宝宝的心跳。

第 7 周：胚胎长约 1.2 厘米，眼睛像一个明显的黑点，鼻孔大开着。

第 8 周：胚胎长约 2 厘米，形状像葡萄。手指和脚趾间可见少量蹼状物。

孕 3 月：初具规模的胎儿

上个月的最后几天，胚胎已经发展得初具规模，这个月它将会发生第 2 次质的飞跃，发育成一个初具外形的小婴孩。

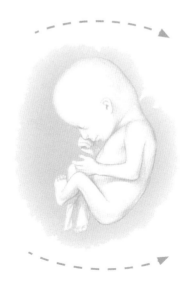

第 9 周：从现在起宝宝已经是个"胎儿"了。四肢生长得非常迅速，手指和脚趾基本发育完毕，眼皮几乎覆盖了双眼，鼻子已经成形。

第 10 周：胎儿发育依旧迅速，身体的所有部分已经初具规模，包括胳膊、腿、眼睛、生殖器以及其他器官，但还不能辨别胎儿性别。

第 11 周：本周末胎宝宝身长约 7 厘米，体重约 11 克。头显得格外大，几乎占据了身长的大部分。

第 12 周：生殖器官开始呈现出性别特征。宝宝已经能做出许多动作了，如移动胳膊、抬起小脚等。

② 妈妈的正常生理变化

孕1月：几乎没什么变化

大多数孕妈妈看起来没有什么变化，也有一些敏感的孕妈妈在下次月经没来之前就"感觉"到怀孕了。

第1周：从末次月经第1天起，到第7天为孕1周。本周月经来临，很多女性都会随之出现或轻或重的身体不适，如肚子疼痛，精神不佳等，要注意休息调养。随着月经的结束，子宫内膜重新变厚，准备排卵。到了排卵日，成熟的卵子从卵巢中排到输尿管等待和精子相遇。

第2周：母体卵巢中的卵子即将成熟，本周周末将发生排卵。因此，月经周期的中间即第14天，是最容易瘦孕的时间。"造人计划"实施后，精子和卵子相遇，受精发生。

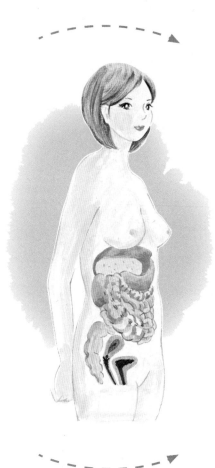

第3周：大约在受精后的第7天，受精卵着床于子宫内膜中。此时，准妈妈正式怀孕了。

第4周：受精卵着床后，孕妈妈的子宫内膜会因为HCG的作用而迅速增厚，并有大量的血管增生。本周，孕妈妈虽然没来月经，但会像感冒一样，感觉全身乏力，并持续发低烧，这就表示妊娠开始了。

孕2月：开始有感觉了

本月，孕妈妈的最大变化就是月经停止了。初次之外，孕妈妈的身体可能会出现一些怀孕的早孕症状，如疲劳、情绪不稳、口味改变等。

第 5 周：从月经没来的第 1 天起，就可以在家自测是否怀孕了。从现在开始，你需要戒掉一切不利于胎儿健康的嗜好。

第 6 周：由于激素影响，会感到乳房增大、变软、胀痛，乳头突出明显，乳晕颜色加深。很多孕妈妈开始出现早孕反应，如恶心呕吐、嗜睡、尿频等。

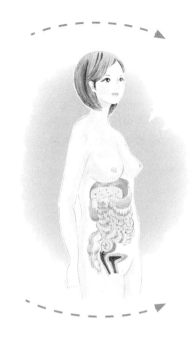

第 7 周：外表依然看不出有什么大的变化，但体内却发生着较大的改变，早孕反应持续发生。你可能会食欲大增，也可能会情绪多变。

第 8 周：此时孕妈妈的子宫增大，但腹部外观无明显改变。乳房发胀，乳头、乳晕变黑而敏感。

孕 3 月：怀孕的感觉越来越明显

本月孕妈妈的身体外观依然变化不太大，不过子宫和乳房的变化较大，而且早孕反应会一直持续，直到月末会逐渐缓解。

第 9 周：子宫增大近 2 倍，尽管从外观上还看不出来怀孕的迹象，但是自己已经能感觉到乳房更加膨胀，腰带越来越紧了。

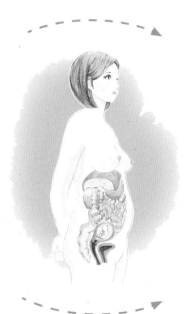

第 10 周：与上一周相比，孕妈妈的身材没有太大变化。但情绪的波动可能会十分剧烈，常常会因为一点小事就烦躁。

第 11 周：你可能会感觉到自己"腰变粗了"，但还没有必要穿孕妇装。如果轻轻触摸耻骨上缘，手会感觉到子宫的存在。

第 12 周：孕吐基本缓解，精力也开始恢复了。这时，你可以时常真切地感觉到胎宝宝的存在，还可能习惯性地轻抚小腹。

孕检日程安排和准备

在孕早期要做哪些检查，什么时候该做什么检查，是孕妈妈们需要提前了解的。这样可以做到有条不紊，便于及时发现问题，排除不利因素。以下产检项目可作为孕妈妈早期产检参考，具体检查请参考正规医院医生的建议。

1 孕早期产检时间、项目安排

产检，即产前检查，是监测胎儿发育和宫内生长环境，监护孕妇各系统变化，促进健康教育与咨询，提高妊娠质量，减少出生缺陷的重要措施。规范和系统的产前检查是确保母婴健康与安全的关键环节。

妊娠各期产前检查的次数与内容均不同，首次检查应从确认妊娠早期开始。主要目的是：①确定孕妈妈和胎儿的健康状况；②估计和核对孕期或胎龄；③制定产前检查计划。一般情况下，首次检查时间应在怀孕后5~8周为宜，孕早期应进行第一次正式大检查，并在医院建档。检查时应详细询问病史，包括现病史、月经史、孕产史、既往史、家族史等，并进行系统的全身检查、产科检查和必要的辅助检查。

孕早期产检时间及项目安排		
产检周数	常规检查及保健	备查项目
6~13^{+6}周	建立妊娠期保健手册； 确定孕周、推算预产期； 评估妊娠妊娠期高危因素； 血压、体重指数、胎心率； 血常规、尿常规、血型（ABO和Rh）、空腹血糖、肝功能和肾功能、乙型肝炎病毒表面抗原、梅毒螺旋体和HIV筛查、心电图等	HCV筛查； 地中海贫血和甲状腺功能筛查； 宫颈细胞学检查； 宫颈分泌物检测； 淋球菌、沙眼衣原体和细菌性阴道病的检测； 妊娠早期B型超声检查，妊娠11~13^{+6}周B型超声测量胎儿NT厚度； 妊娠10~12周绒毛活检

② 孕5~8周：血HCG和黄体酮测定、B超检查

血HCG和黄体酮测定

人绒毛膜促性腺激素（HCG）是测定是否受孕最常使用的"妊娠试验"激素。正常妊娠时，滋养细胞在受精卵着床后数日便开始分泌HCG。随着孕周增加，血清HCG值逐渐升高，1.7~2天即可增长1倍，至妊娠8周达到最高峰，持续1~2周后逐渐下降。在妊娠中晚期，HCG仅为高峰时的10%。

疑似怀孕时去医院检查HCG值，可以帮助确诊是否怀孕。孕5~8周做HCG检查，可以检查胚胎发育情况。因为，孕早期准妈妈随着妊娠进展，HCG含量应该逐渐增高。如果准妈妈体内的HCG表现为持续降低，往往预示着先兆流产或胚胎发育异常。另外，对于多胎妊娠、宫外孕、葡萄胎、某些内分泌疾病或肿瘤等导致的异常妊娠等情况，将血HCG值结合临床情况及其它检查结果综合分析，往往可以得出正确判断。

不同时期血HCG浓度（IU/L）	
期别	范围
非妊娠女性	< 3.1
妊娠7~10日	> 5.0
妊娠30日	> 100
妊娠40日	> 2000
滋养细胞疾病	> 100000

一般而言，血HCG水平会高于同一时间点的尿HCG水平，但晨尿HCG水平接近于血HCG水平。这也是尿检验孕取晨尿更准确的原因。另外，由于HCG不受进食影响，所以随时可以检查，不需要空腹。

小叮咛：

如果你通过尿检就能确定怀孕，就不用再抽血验孕了。不过，有些女性在孕初期HCG值比较低，通过尿HCG测定无法准确验孕，此时需要测血HCG。另外，有过流产史、不易受孕的女性需要做这项检查，特别是如果有阴道出血、腹痛等不适现象的孕妈妈，更应该做，以便及时检测胎宝宝的发育情况。

长沙市 ×× 医院

姓名：

性别：女

年龄：

患者编号：

床　号：

科　室：妇科门诊

项目	结果	单位	参考值
总人绒毛促性腺激素	9084.00 ↑	IU/L	2-4 周：39.1-8388
			5-6 周：861-88769
			6-8 周：8636-218085
			8-10 周：18700-244467
			10-12 周：23143-181899
			13-27 周：6303-97171
			28-40 周：4360-74883

人绒毛膜促性腺激素（HCG）：

该激素有助于维持妊娠，刺激孕酮的形成，并促使胎盘成熟。参考范围根据孕周的不同而有所不同。

9084.00IU/L：

根据这个数值和后面的参考范围可以得知，这位女士 HCG 值属于正常范围之内，并处于上升状态。

报告单

标本号：
标本种类：血清
送检医师：

项目	结果	单位	参考值
孕酮	34.95	nmol/l	绝经期：0-2.3
			黄体期：10.6-81.3
			排卵期：14.1-89.1
			卵泡期：0.5-4.5
			男性：0.9-3.9

34.95nmol/L：
根据这个数值和后面的参考范围可以得知，这位女士的孕酮值也在正常范围之内。

孕酮（黄体酮）：
是维持妊娠所必需的一种孕激素。孕酮如果偏低，可能会导致流产或胚胎停止发育。

小叮咛：
该报告单是这位女士怀孕 5 周时检查得知的结果。在孕 5 周时，准妈妈体内的孕酮值和 HCG 值都应该是处于持续上升状态的。如果其中任何一项数值偏低，都应该考虑胚胎的稳定性，并根据医生建议，采取必要的措施。

B超检查

B超检查即超声波检查，是孕2月检查的重中之重。一般情况下，孕期做4～5次B超就可以了。如果是高危产妇或被怀疑有胎盘前置等异常妊娠的情况，则需要根据医生建议适当增加B超的次数。

孕5周以后及时做B超检查可以看到胎囊（即孕囊）位置及大小、胎心和胚芽。计算出胎囊大小，并根据胎儿头至臀部的长度值，推算出怀孕周数及预产期。同时，B超还能监测有无胎心搏动及卵黄囊，是宫内妊娠还是宫外妊娠，是否有先兆流产或胎儿停止发育等情况，及时排除异常妊娠。高龄或有过流产史的孕妈妈在孕早期尤其需要做此项检查，以判断胎儿的发育情况。

胎囊

一般在停经35天左右（从末次月经第一天算起），通过B超可以在宫腔内看到胎囊。妊娠6周时，胎囊检出率为100%，胎囊直径为2厘米，孕10周时约为5厘米。胎囊的位置在子宫底、前壁、后壁、上部、中部都是正常的，形态上以圆形、椭圆形且清晰的为正常。如果胎囊为不规则形状、模糊，且位置在下部，孕妈妈同时伴有腹痛或阴道出血时，则有流产的征兆。

胎芽胎心

孕2月做B超检查，可以看到胎芽、胎心为正常。如果胎囊大于3.5厘米而没有看到胎芽，为不正常。胎心搏动要等到胎芽出现了才能看到。一般而言，医生通过特殊的设备在孕6～8周就可以观察到胎心搏动。如果第10周还未检测到心管搏动，在排除末次月经可能记错的情况下，可以诊断为胚胎停止发育。如果B超没有胎心胎芽，就没有必要盲目保胎。孕妈妈可以先卧床静养，过一两周再去医院复查，如果还是没有，说明胚胎本身质量不好，那也只能放弃。

子宫

通过医生触摸或B超检查，可看到子宫是否增大，是否变得柔软。

长沙市××医院黑白超声诊断报告单

检查号：

姓名：   性别：   年龄：

申请科室：妇科门诊   床位：   门诊号：

病房：   临床诊断：40 天 ±

检查项目：[子宫附件]

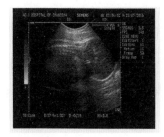

超声描述：

前位子宫，宫体大小约 56×42×41mm，表面光滑，实质回声中等，光点分布均匀，宫内稍偏左可见大小约 12×11×8mm 的妊娠囊，其内可见卵黄囊样回声。

左卵巢大小约 22×15mm，右卵巢大小约 23×17mm。

子宫直肠窝未见明显积液回声。

超声提示：

宫内妊娠（早孕）

妊娠囊大小 12×11×8mm：
是胎囊的长、宽、高。根据妊娠囊的大小，判断已经怀孕 40 天左右，宫内早孕。

③ 孕 11 ～ 13^{+6} 周: NT 早期排畸

NT 早期排畸检查，也称小排畸检查，即胎儿颈项透明带厚度检查。通过 B 超测定颈项透明带厚度，可以早期排查胎儿畸形。

小排畸检查是孕早期的排畸检查，便于及早发现唐氏儿和先天性心脏病的胎儿，并及时予以干预。一般，绝大多数正常胎儿都可以看到此透明带，厚度小于 3.0 毫米为正常，大于 3.0 毫米即为异常，提示可能出现唐氏儿，那么就一定要做好唐氏筛查或者羊水穿刺的检查，以进一步排查畸形。当然 NT 值也不是越小越好，只要在参考范围内，不要超过或过于接近临界值，都是正常的。

为了确保结果的准确性，建议孕妈妈最好在接近 14 周时再做这项检查。因为这个时候，胎儿头臀长在 45 ～ 84 毫米，经腹部或阴道 B 超检查最好。孕 11 周之前检查，胎宝宝太小，B 超检查可能显示不出来；过晚的话，过多的液体被胎宝宝的淋巴系统吸收，检查结果就不太准了。

头臀长 45mm：
根据胎儿头臀长可估算孕周在孕 11 周左右。（孕周 = 头臀长 +6.5，估算公式只适用于孕 6 ～ 12 周）。

颈项透明层厚 1.3mm：
即胎儿 NT 值为 1.3 毫米，属于正常。如超过 3.0 毫米，建议孕妈妈做后续的排畸检查，如唐氏筛查、羊水穿刺或绒毛活检，以进一步评估胎儿异常风险。

长沙市 ×× 医院
彩色多普勒超声诊断报告单

检查号:

姓名: 性别: 年龄:

申请科室: 妇科门诊　　床位: 门诊号:

检查设备: 检查项目: [妊娠子宫]

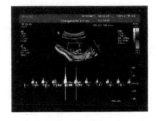 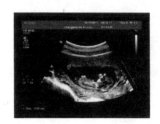

超声描述:

宫内妊娠,宫内可见已基本成形的胎儿回声,双顶径 15mm,头臀长 45mm,颈项透明层厚 1.3mm,股骨长 5mm,胎儿心率约 165 次 / 分,胸腹部未见明显异常回声区,羊水池 30mm。
胎盘位于宫体前壁,0 度,厚约 10mm
CDFI: 心血管区可见血流信号

超声提示:

宫内单活胎 超声测值孕约 11W
建议复查
建议 22W ~ 26W 四维检查

4 孕8~12周：在医院建档

近几年都是生育高峰，尤其是国家二胎政策开放以后，这种现象更甚，对此，各个医院特别是大医院床位有限，有些可能需要提前"占床"，请准爸爸们一定要提前做好准备。一般来说，要在得知怀孕的时候就去你想去的医院排队挂号，做好各项检查，结果出来后，各项指标都符合，就可以在医院"建档"了。

具体而言，建档就是孕6周之后需到社区医院办理《母子健康档案》，然后带着相关证件到你想要在整个孕期进行检查和分娩的医院做各项基本检查，医生看完检查结果，各项指标都符合条件，允许你在这个医院进行产检、分娩的过程。

医院为孕妈妈建立个人病历，主要是为了能更全面地了解孕妈妈的身体状况及胎宝宝的发育情况，以便更好地应对孕期发生的状况，并为以后分娩做好准备。因此，孕妈妈最好能提前确定自己的分娩医院，并且以后固定在同一家医院进行产检。

第一次正式大检查

各项基本检查包括问诊、称体重、量血压、血液检查、验尿常规、做心电图、听胎宝宝的胎心音等。其中，血液检查中又包括基本的肝肾功能检查、血脂检查、空腹血糖检查、甲状腺功能检查、乙肝丙肝筛查、TORCH全套检查（备孕期发现异常，孕期有发热、皮疹，家有养宠物者需做该项检查）、测ABO血型和Rh血型、凝血元素检查、微量元素检查、地中海贫血检查、梅毒和艾滋病检查等。尿常规主要是看酮体和尿蛋白是否

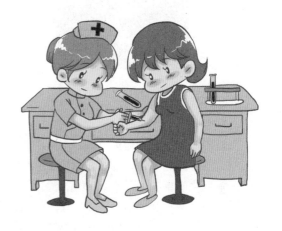

正常，以及是否存在潜血。第一次正式大检查的检查内容有很多，其中，有很多检查需要在空腹的状态下进行，孕妈妈需要准备点吃的，在做完需空腹的检查后，吃点东西补充能量，再做其他检查。

当然，并不是所有的检查都需要做，具体情况可在医生的建议下进行。高龄孕妈妈或有流产史的孕妈妈尤其要重视孕早期的一系列检查，以排除异常妊娠情况（后文会附上一些常见检查报告单的实例，方便孕妈妈们对照阅读）。

提前办好《母子健康档案》

● 夫妻双方都是本地户口：携带好双方的身份证、户口本、生育服务证原件到女方户口所在地街道所属医院建立《母子健康档案》。如果不知道哪家医院，可询问街道办事处或居委会。

● 夫妻一方是本地户口：携带好一方的户口本、身份证、生育服务证原件以及非本地户口一方的身份证原件，到本地一方户口所在地街道所属医院建立档案。

● 夫妻双方都是外地户口：咨询街道所属的社区医院保健科，一般来说，需要准备身份证、结婚证、暂住证、居委会的居住证明、二级以上医院的尿检或血检或B超等能证明怀孕的化验单、婚育证、生育服务证等。

● 建议每次孕检时都带上健康档案，医生会再相应的空白处填写相关的检查情况；分娩时也要给医院提供《母子健康档案》，医生会记录分娩和新生儿的情况。

快速在医院建档

到医院的挂号窗口说自己挂产科，并且要建档，护士就会指导你一步步做下去。每个医院的流程有区别，基本步骤如下：

● 就医时先让医生查看病历并开产检单。

● 拿着产检单、就医凭证原件和复印件在医院单独的窗口办理手续。

● 拿着办好手续的就医凭证回护士处办理建档手续。

● 出示相关证件，填写相关表格，护士会了解病史，进行建档。

● 拿着建好的档案再回医生处，检查血压、体重、听胎心等，医生会开出检验的单据。

● 拿着就医凭证去缴费（适时使用医保卡）。

● 拿着缴费单据去抽血、验尿、验白带，等孕检结果。

每次检查前记得预约

建完档后，就可以根据自己的实际情况安排好产前的各项检查。每次检查完，需要跟医生预约下次检查的时间。记得提前预约，省得下次来再排长队。

小叮咛：
不同地区不同医院可能会有不同的要求，建议准爸准妈们最好能提前咨询清楚，以免白跑一趟。

长沙市 ×× 医院检

姓名：		
性别：女	患者编号：	
年龄：	床　号：	
	科　室：妇科门诊	

编码	项目	结果
URO	尿胆原（URO）	3.40
BIL	胆红素（BIL）	Neg
KET	酮体（KET）	Neg
ERY	隐血（ERY）	Neg
PRO	蛋白尿（PRO）	Neg
NIT	亚硝酸盐（NIT）	Neg
WBC	白细胞（WBC）	15.00
GLU	葡萄糖（GLU）	Neg
SG	尿比重（SG）	1.020
PH	酸碱度（PH）	7.50
	颜色	黄色
	透明度	透明
	镜检白细胞	0-2
	镜检红细胞	0
	上皮细胞	0

蛋白尿（PRO）：

正常结果为 Neg。如果显示阳性（+），在排除为阴道分泌物污染所致的情况下，提示有患妊娠高血压、肾脏疾病的可能。

尿比重（SG）：

大于 1.030，表示尿液浓缩；小于 1.003，表示尿液稀释。这个项目可以评估孕妈妈体内水分的平衡，并协助肾脏疾病的诊断。

标本号:	
标本种类: 尿液	
送检医师:	

参考值	单位
3-16	umol/l
Neg	umol/l
Neg	mmol/l
< 10	cells/t
Neg	g/l
Neg	mg/dl
< 15	cells/t
Neg	mmol/l
1.003-1.030	
4.5-8.0	
	/HP
	/HP
	/HP

尿胆原（URO）：
正常结果为 3 ～ 16umol/l。尿胆原增高多见于细胞性黄疸溶血疾病，降低多见于阻塞性黄疸。

酮体（KET）：
正常结果为 Neg。如果显示阳性（＋），提示孕妈妈可能患有妊娠糖尿病或因妊娠反应而剧烈呕吐、消化吸收障碍等。

 小叮咛：

Neg，即 negative 的缩写，意思是阴性的、否定的，大多数情况下表示检查结果正常。如果显示阳性（＋），一般提示有疾病的可能。

白细胞（WBC）：
若高于正常范围，要注意是否有感染、不正常出血的情况。

中粒细胞绝对值（NEUT #）：
超出正常范围说明有感染的可能。

中粒细胞百分比（NEUT%）：
正常则表示中粒细胞可随血流迅速到达感染部位，在抗感染中发挥重要作用。

淋巴细胞绝对值（LYMPH #）：
超出正常范围说明有感染的可能。

红细胞数（RBC）：
超出正常范围说明血液系统出现问题。

长沙

姓名：			
性别：女		患者编号：	
年龄：		床　号：	
		科　室：妇科门诊	

编码	项目	结果	参考值	
WBC	白细胞数	7.05	4-10	
NEUT #	中性粒细胞绝对值	4.51	2-8	
NEUT%	中性粒细胞百分比	64.00	50-74	
LYMPH #	淋巴细胞绝对值	1.84	1-5	
LYMPH%	淋巴细胞百分比	26.10	20-40	
MONO #	单核细胞绝对值	0.63	0.1-1	
MONO%	单核细胞百分比	7.90	3-8	%
EO #	嗜酸性粒细胞绝对值	0.03	0.05-0.5	1
EO%	嗜酸性粒细胞百分比	1.40	1-5	%
BASO #	嗜碱性粒细胞绝对值	0.04	0.01-0.07	1
BASO%	嗜碱性粒细胞百分比	0.60	0.1-1.2	%
RBC	红细胞数	4.41	3.5-5.5	1

×× 医院检验报告单

标本号：
标本种类：全血
送检医师：

编码	项目	结果	参考值	单位
HGB	血红蛋白浓度	131.00	110-160	g/L
HCT	红细胞压积	39.00	37-49	%
MCV	平均红细胞体积	88.40	82-100	fL
MCH	平均红细胞血红蛋白含量	29.70	27-34	pg
MCHC	平均红细胞血红蛋白浓度	336.00	320-360	g/L
RDW-CV	红细胞体积分布宽度 -CV	11.8	11.6-14.8	%
RDW-SD	红细胞体积分布宽度 -SD	42.8	41.2-53.6	fL
PLT	血小板数	177.00	100-300	10^9/L
PCT	血小压积	0.19	0.17-0.39	%
PDW	血小板体积分布宽度	11.70	9.9-16.1	fL
MPV	平均血小板体积	10.50	9.4-12.5	fL
LCR	大血小板比率	28.00	19.7-42.4	%

红细胞压积（HCT）：
高于 49%，意味着血液浓缩，要请医生排除妊娠高血压疾病等。

血小板（PLT）：
低于 100×10^9/升，说明凝血功能出现问题。

血红蛋白浓度（HGB）：
低于 110 克 / 升说明贫血。贫血可引起早产、低体重儿等问题。

长沙市 ×× 医院检验报告单

姓名：　　　　　　　　患者编号：　　　　　标本号：

性别：　　　　　　　　床号：　　　　　　　标本种类：血清

年龄：　　　　　　　　科　室：妇科门诊　　送检医师：

编码	项目	结果	单位	参考值
TOX-IgM	弓型体 IgM 抗体测定 – 酶标法（TOX-IgM）	阴性		阴性
CMV-IgM	巨细胞病毒 IgM 抗体测定 – 酶标法（CMV-IgM）	阴性		阴性
RUV-IgM	风疹病毒 IgM 抗体测定 – 酶标法（RUV-IgM）	阴性		阴性
HSV-Ⅰ-IgM	单纯疱疹病毒 IgM 抗体测定Ⅰ型 – 酶标法（HSV-Ⅰ-IgM）	阴性		阴性
HSV-Ⅱ-IgM	单纯疱疹病毒 IgM 抗体测定Ⅱ型 – 酶标法（HSV-Ⅱ-IgM）	阴性		阴性

小叮咛：

　　TORCH 全套是孕期生殖道感染的常规检查项目，在怀孕的早期，如果感染了这些病原体，则可引起宫内感染，导致流产、死胎，甚至引起胎儿畸形。TORCH 是由一组病原微生物英文名称第一个字母组合而成，其中 T 指弓形虫（toxoplasma，Toxo），O 指其他（others）如梅毒螺旋体等，R 指风疹病毒（rubellavirus，RV），C 指巨细胞病毒（cytomegalovirus，CMV），H 主要指 HSV，即单纯疱疹病毒。TORCH 综合征即 TORCH 感染。

　　TORCH 检查结果显示阴性为正常。如果任意一项显示阳性，一定要及时就医，并在医生的建议下，选择是否保胎。

长沙市 ×× 医院检验报告单

姓名：	患者编号：	标本号：
性别：	床号：	标本种类：血清
年龄：	科　室：妇科门诊	送检医师

编码	项目	结果	单位	参考值
HBsAg	乙型肝炎表面抗原测定 - 酶标法（HBsAg）	阴性（-）		阴性
HBsAb	乙型肝炎表面抗体测定 - 酶标法（HBsAb）	阳性（+）		阴性 / 阳性
HBeAg	乙型肝炎 e 抗原测定 - 酶标法（HBeAg）	阴性（-）		阴性
HBeAb	乙型肝炎 e 抗体测定 - 酶标法（HBeAb）	阴性（-）		阴性
HBcAb	乙型肝炎核心抗体测定 - 酶标法（HBcAb）	阳性（+）		阴性
HBc-IgM	乙型肝炎 IgM 抗体测定 - 酶标法（HBc-IgM）	阴性（-）		阴性

　　乙型肝炎表面抗体（HBsAb）阳性、乙型肝炎核心抗体（HBcAb）阳性，其余为阴性。表明这位女士接种乙肝疫苗，或被乙肝病毒感染后已康复，身体已有免疫能力。

小叮咛：

　　乙肝两对半检查主要是看是否感染了乙肝病毒以及乙肝病毒的感染情况。如果孕妈妈是乙肝病毒携带者，乙肝病毒能通过血液和胎盘传播，感染胎儿。此时要听从医生的安排，接种乙肝灭活疫苗，及时进行母婴阻断。

长沙市 ×× 医院检验报告单

姓名：	患者编号：	标本号：
性别：申请科室：妇科门诊	床号：	标本种类：血清
年龄：	科　室：妇科门诊	送检医师

编码	项目	结果	单位	参考值
TSH	♀ 促甲状腺素	4.97 ↑	uIU/mL	0.27-4.2
FT3	游离三碘甲状腺原氨酸	4.19	pmol/L	2.8-7.1
FT4	游离甲状腺	14.88	pmol/L	12-22

促甲状腺素（TSH）：

女性怀孕后，甲状腺功能会发生一系列的生理及激素改变，而促甲状腺素是检测甲状腺功能最灵敏的指标。通常情况下，正常范围内的 TSH 在孕早期小于 2.5uIU/mL，在孕中晚期小于 3.5uIU/mL。

4.97 ↑：

促甲状腺激素偏高是甲减的病情，甲减即甲状腺功能减退。甲减会增加自然流产和畸胎的发生概率，临床建议补充甲状腺素片。

小叮咛：

一般情况下，孕妇体内 TSH 的含量在孕早期可能轻度偏低，但在孕中期和孕晚期会逐渐恢复正常。这与怀孕后体内内分泌水平变化有一定的关系，属于正常现象。临床只需要定期复查甲状腺功能，并注意观察自己身体的变化就可以了。

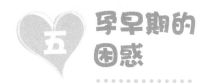

五 孕早期的困惑

很多孕妈妈可能第一次孕育宝宝，没有孕育经验，也可能没有备孕，有宝宝之后，欣喜之余难免会有困惑。以下介绍孕早期常见的烦恼与困惑，希望能给孕妈妈们提供一些指导和帮助。

1 感冒后服药，却发现怀孕了怎么办

一般，在怀孕前3周，因受精卵尚未植于子宫内膜上，不受药物影响；怀孕第4周，如果药物有影响，则可能引起流产；怀孕第5~11周是胚胎器官分化形成的阶段，也是药物致畸的高度敏感期；孕12周，胚胎器官分化已初步完成，但药物致畸的影响也不容忽视。孕妈妈应根据自己的实际情况，向医生咨询。

2 早孕试纸查得出宫外孕吗

早孕试纸只能大致判断是否怀孕，但不能确定是宫内妊娠还是宫外妊娠。早孕试纸测试主要是通过检查尿中的HCG激素的存在来判断是否怀孕的。如果是宫外孕，HCG的水平没有宫内妊娠那么高，用早孕试纸检测，可能会出现假阴性或持续弱阳性。因此，还需要去医院做进一步的早孕检查。

3 孕酮低怎么办

孕酮是由卵巢黄体分泌的一种天然孕激素，是维持妊娠所必需的激素。孕早期，准妈妈体内的黄体酮应该是持续上升的。孕酮如果偏低，胚胎在母体内的生存就会不稳定，容易导致流产或胚胎停止发育的情况。在孕早期如果检测出孕酮偏低，医生通常会建议注射黄体酮，直到母体可自然分泌黄体酮为止。

4 检查发现胚胎停育怎么办

医学上将怀孕早期胚胎停止发育现象称为胚胎停育。造成胚胎停育的情况有很多，内分泌失调、子宫异常、生殖道感染、染色体问题等都可能导致胚胎停育。若孕妈妈产检时不幸被确诊为胚胎停育，建议在医生的指导下做人工流产处理。胚胎停育不宜采用药流，否则不易完全排净。为减少胚胎停育现象的发生，备孕夫妇在孕前就要做好检查，排除身体疾病，回归健康的生活方式，避免各种有可能损害到胚胎发育的情况。

5 出现流产征兆怎么办

如果孕妈妈在孕早期发现自己阴道有少量流血现象，下腹有轻微疼痛、下坠感或者感觉腰酸，可能是流产的前兆。这时孕妈妈首先应卧床休息，不要再走动。如休息后见红仍不止或反而增多，应立即去医院检查胚胎发育是否良好，流产是否可以避免，以确定治疗方案。

6 促甲状腺激素偏低是怎么回事

女性怀孕后，机体的内分泌系统为了适应怀孕的需求，进行了很多调整，例如受到孕早期急剧升高的HCG水平的影响，甲状腺的活性会相应升高，导致孕妇体内甲状腺激素水平有升高趋势。此时，甲状腺激素的"负反馈"机制就会起作用，来抑制促甲状腺激素的分泌，从而维持体内甲状腺激素水平平衡。这也就是为什么孕早期准妈妈们拿到的检查单上，促甲状腺激素一项会有向下的箭头（偏低）。这种现象是非常正常的，一般情况下，在孕中、晚期促甲状腺激素水平就会恢复正常。不过，如果在孕期有明显的甲亢症状，或者孕中、晚期促甲状腺激素持续偏低的话，就需要马上就医，请医生做相关检查并综合判断。

7 孕早期患肝炎会影响胎宝宝吗

母婴传播是我国乙型肝炎的重要传播途径之一。如果不及早采取措施，流产、早产、死胎及新生儿窒息等情况的发生概率会增加，而且被乙肝病毒感染后的婴儿绝大多数会变成慢性携带者。孕妈妈如果在体检中查出患有肝炎，为了保证母婴安全，建议到专科医院全面评估病情和传染性，进行孕期保健指导。新生儿在出生后 24 小时内马上进行乙肝疫苗和高效价免疫球蛋白注射，1 个月和 6 个月后再分别进行乙肝疫苗加强注射，这样至少可以使 90% 以上的婴儿对乙肝病毒产生免疫。

8 为什么会出现孕期贫血

随着胎儿的快速生长，孕妈妈血容量也随之增加，血液相对稀释会导致孕妈妈极容易出现贫血的症状。而且，孕早期呕吐、食欲不振等也会导致血液中的血红蛋白相对降低，如果在孕早期铁、叶酸、维生素等营养物质摄入不足引起血红蛋白不足，均会造成贫血。孕妈妈贫血不仅会引起产后出血、产褥感染等并发症，而且还会使胎宝宝生长发育迟缓。如果产检检查出有贫血，要根据检查结果找出原因，对症治疗。对于缺铁性贫血的孕妈妈可以多吃富含铁的食物，如动物肝脏、鸡蛋黄、菠菜等，也可以服用强化铁剂。对于叶酸缺乏性贫血，可以多吃富含叶酸的新鲜蔬果，如上海青、葡萄、柑橘等，并在医生的指导下服用叶酸补充剂。

9 检查出是葡萄胎，宝宝还能要吗

葡萄胎是指怀孕之后，子宫内没有胎儿生长，只在胎盘内长出一粒粒类似葡萄的水泡，又称为水泡状胎。如果阴道持续或间歇性见红，还伴有腹痛，这是葡萄胎自然流产的症状。通过 B 超检查可以明确诊断是否为葡萄胎。一旦确诊，需马上进行刮宫手术。刮宫手术可能会进行一次或多次，以完全清除子宫内的葡萄胎组织。等完全康复，可以在 2 年后再怀孕。

⑩ 什么时候可以听到宝宝的心跳

在孕 12 周时，医生运用多普勒的高灵敏度仪器一般可以从孕妈妈的腹部听到宝宝的心跳，我们称之为"胎心音"。如果采用一般的听诊器，大概要到 17 ~ 18 周才能追踪到胎儿的心跳声。另外，在孕早期，由于胎宝宝的位置及其他因素，如孕妈妈的腹部脂肪层较厚等，即使使用精密的仪器也很难听到胎心音。

⑪ 做 B 超检查会不会伤害宝宝

目前，大多数专家都认为 B 超是安全的，临床上尚没有 B 超检查引起胎儿畸形的报道。但也有少数专家指出，B 超是一种高强度脉冲超声波，有很强的穿透力，对处于敏感期的胚胎和胎儿也会产生一定的不良反应。所以，如果没有必要，最好不要在怀孕极早期做 B 超检查。如果必须要做，比如要明确是否是双胎或多胎，以及宫外孕或葡萄胎，应听从医生的建议。

⑫ 保胎生出的宝宝健康吗

有很多孕妈妈担心经保胎后出生的宝宝会不健康。其实，保胎后出生的宝宝一样很健康。保胎是为胎宝宝提供一个健康的子宫内环境，以利于其生长。引起自然流产的原因有很多，临床上绝大多数都是黄体功能受损导致的。如果孕妈妈体内黄体酮分泌不足，就好比没有肥沃的土壤，种子便无法生长。保胎的目的就是提供肥沃的土壤。只要合理使用保胎药，对胎宝宝的影响很小，孕妈妈不用过于担心。

13 连续几次血压测量值居高不下怎么办

一个单一的血压高度数并不能证明什么，不必太过担心，但连续几次测得的血压值居高不下，就应该引起注意。

当发现血压升高时，不要盲目判断，可以先通过调整生活、饮食习惯的方式改善，再多次测量最终确诊。可以适当多喝些芹菜汁，芹菜中含有的维生素 P 能有效降低毛细血管通透性，增强血管弹性，从而降低血压；其含有的丁基苯酞也能让血管平滑肌舒张，从而降低血压。

除了饮食调节，还要依据尿常规的检查结果来监测病情的发展。

14 孕期的 B 超检查都需要憋尿吗

孕期为了宝宝和自身的健康，进行B超检查是必不可少的一项，但很多孕妈妈会有所疑惑，是不是所有的B超检查都要憋尿？下面就来看看这些专业建议。

孕早期的B超检查是需要憋尿的，因为此时子宫还比较小，腹腔肠管的蠕动及其内容物会对子宫及其附件产生影响和干扰，会导致成像不清晰。憋尿使膀胱充盈，将肠管向上方推动，超声波才能通过膀胱形成良好的"透声窗"，观察到膀胱后的子宫、附件及胚胎等。如果不憋尿而进行超声检查，会使膀胱内气体与子宫内气体发生重叠，更容易造成误诊、漏诊。所以，孕早期做B超检查前，需要多喝水，使膀胱充盈，有利于更清楚地观察到子宫内的情形。除此，建议孕妈妈穿着宽松、易脱的衣服，方便检查，并放松心情配合医生检查，以免过于紧张而影响检查结果的准确性。

怀孕3个月之后，随着子宫生长到腹腔，自然带动肠管向上，做B超时就不用再憋尿了。羊水逐渐增多，此时的羊水就具有了"透视窗"的功能，医生可以通过羊水用超声仪器观察到胎儿的发育情况，这时再憋尿，充盈的膀胱会把子宫挤走，反而会影响胎儿影像的显现。所以，怀孕3个月后的孕妈妈做B超检查时，要提前排尿。

15 怎么怀孕后体重反而变轻了

　　随着胎儿的发育，孕妈妈的体重在孕早期末会比孕前增加约 2 千克。但有些孕妈妈因为早孕反应严重，食欲不佳，也会出现体重不增反减的情况。如果是这种情况，只要孕妈妈没有出现明显的营养不良，就不需要采取特殊措施。因为等早孕反应过后，孕妈妈的胃口逐渐好转时，适当增加营养的摄入，体重很快就会增加。

16 怀孕了，穿防辐射服有用吗

　　防辐射服的防辐射秘诀在于其含有的金属纤维，金属纤维对日常生活中的电脑、手机远场辐射等电磁波辐射有一定的阻挡作用，对近距离在电脑、复印机前工作的孕妈妈能起到一定的防护作用。但是防辐射服并非万能，若遇上超声波就起不到防护作用了。为安全起见，建议孕妈妈在怀孕的前 3 个月尽量远离高辐射的电器。

17 怀孕了，还能化妆吗

　　化妆品中含有的化学物质有一定的毒性，很容易危害胎宝宝的健康。因此，怀孕后染发剂、烫发剂、口红、指甲油等应禁止使用，美白产品也要避免使用。如果必须要化妆，建议选择孕妇专用化妆品，且每次卸妆一定要彻底。

18 准妈妈可以开车吗

　　怀孕后不建议开车。开车时身体长时间固定在车座上，准妈妈的盆腔和子宫的血液循环都会变差。开车还容易引起紧张、焦虑等不良情绪，不利于胎儿健康。如果必须开车，时速勿超过 60 公里 / 小时，连续驾车不要超过 1 小时，并避免紧急刹车。

药物对怀孕有很大的影响，孕妈妈在孕期用药时一定要谨慎，应在医生的指导下正确使用，切莫自作主张滥用药物。下面，就来看看哪些药物会致畸吧！

抗生素类药物：抗生素有较大影响类药物有四环素、土霉素、链霉素、庆大霉素、新霉素等，女性在孕期不当服用这些药物会导致不同程度的致畸结果。

性激素类药物：包括孕激素制剂、雌激素类、醋酸氯烃甲烯孕酮等。

抗甲状腺药物：抗甲状腺药物（如硫脲嘧啶、甲硫脲嘧啶、丙硫脲嘧啶）和碘制剂可以经过胎盘进入胎宝宝体内而引起胎宝宝甲状腺功能减退及代偿性甲状腺肿大、智力发育缓慢、骨生长迟缓，严重的还会出现克汀病（地方性呆小症）。

抗癫痫药及镇静催眠药物：苯妥英（抗癫痫药）、巴比妥类（镇静催眠药）。

糖尿病治疗药物：孕妈妈在孕期服用磺酰脲类药物（如甲苯磺丁脲、氯磺丙脲等），可引发死胎或胎宝宝畸形，畸形表现为内脏畸形、并指、耳和外耳道畸形、右位心等。

抗癌药物：在孕妈妈妊娠的早期过程中，孕妈妈服用抗癌药物，可引发流产、胎宝宝宫内死亡或先天性畸形等。在孕中期和孕晚期服用抗癌药物，致畸危险则相对减少，但早产和死胎发生的可能性增加，尤其是一些抗代谢类药物的危害最大，如环磷酰胺、氟尿嘧啶、甲氨蝶呤等。

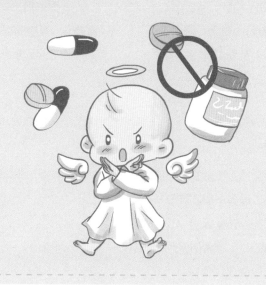

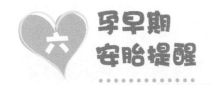

六 孕早期安胎提醒

孕早期是胎宝宝十分脆弱的时期，为了避免流产和胎儿发育不良等状况的发生，孕妈妈在日常生活中的衣、食、住、行等方方面面都需要特别注意，如遇异常一定要及时就医。

① 叶酸还需要继续补充

孕早期是胎宝宝神经系统、器官形成和发育的关键期，如果在怀孕前 3 个月内缺乏叶酸，可引起胎儿神经管发育缺陷。补充足够的叶酸，可以防止贫血、早产和胎儿畸形。孕早期，孕妈妈应继续按照孕前指导，坚持补充叶酸。一般来说，孕早期，每日以摄入 0.4 毫克叶酸为宜。叶酸的补充不在于一次性补充很多，而是要每天都适当补充一些，这样才有利于胎宝宝的健康。

多吃富含叶酸的食物

补充叶酸，可以从天然的食物开始补充，多吃富含叶酸的食物，如深绿色蔬菜（菠菜、苋菜、上海青）、动物肝脏（鸡肝、猪肝）、谷类（全麦面粉、大麦）、坚果类（花生、核桃）及新鲜水果等。

口服叶酸片

食物中的天然叶酸不稳定，所以很多孕妈妈都会选择口服叶酸片来补充叶酸。孕妈妈服用叶酸片一定要根据自己的实际情况，遵医嘱补充，切勿随意或过量服用，否则可能会起到反作用。

补叶酸的注意事项

- 贫血孕妈妈、高龄女性、不爱吃蔬菜的孕妈妈、体重过重的孕妈妈需重点补充叶酸。
- 每日补充 0.4 毫克，最多不能超过 0.8 毫克。
- 每天服用叶酸的时间应在早饭后 0.5 ~ 1 小时。
- 叶酸不宜与维生素同补，两者的服用时间最好间隔半小时以上。
- 孕 3 个月以后补充叶酸建议食补。

② 巧妙应对孕吐

孕吐是早孕反应的一种常见症状，一般会在孕 4 ~ 8 周开始，在第 8 ~ 10 周时达到顶峰，然后在孕 12 周时回落。不过也有部分孕妈妈孕吐现象会持续较长一段时间。

一般情况下，如果孕吐不是特别严重的话不会影响到胎宝宝的成长，但其带来的恶心、呕吐会影响到孕妈妈的正常饮食。对此，孕妈妈主要还需在饮食上下工夫。

补充维生素 B_6

维生素 B_6 是人体内一种重要的辅酶，在人体氨基酸代谢中发挥着重要的作用。对于孕妈妈来说，怀孕的前 2 个月，每天服用约 10 毫克维生素 B_6 能够明显减轻恶心呕吐等早孕反应。在日常饮食中可多吃一些动物肝脏、蛋、豆类、谷物及坚果等富含维生素 B_6 的食物。如果孕吐较为严重，可在医生的指导下服用维生素 B_6 补充剂。

干稀搭配，少量多餐

这时孕妈妈吃东西建议干稀搭配、少食多餐。恶心、呕吐时最好吃饼干、馒头、面包等较干的食物，不要喝汤，以免加重症状。待不感到恶心，也没有呕吐的迹象时，可以喝一些营养丰富的汤品。由于属于特殊时期，孕妈妈可以打破一日三餐的饮食规律，每隔2 ~ 3小时进食1次，每天可以吃5 ~ 6餐，以少量多次的形式进行。

吃得下的时候多吃点

如果到了饭点，孕妈妈不想吃饭，也不要过于勉强，可以待会儿再吃。或者只吃一点儿，饿了的时候再拿一些小零食补充。虽然说没有食欲时可以不吃或少吃，但有食欲的时候，或特别想吃某一种东西的时候，就要抓紧机会吃，除了饮食禁忌的食物之外，喜欢吃什么就吃什么。

一日改善孕吐饮食支招

- 清晨起床喝 1 杯生姜蜂蜜水，可以缓解晨吐。
- 早餐可以少量，但一定要吃，胃里有一点食物时能防止恶心呕吐。可以在早餐时吃 1 片面包片、几小块饼干，喝 1 杯酸奶。
- 午餐宜清淡，忌油炸、辛辣刺激类食物，可以吃 1 份青豆炒鸡肉丁、1 份生姜羊肉汤、1 份炒青菜。
- 进食后万一恶心想呕吐，可以尝试做深呼吸或去室外散散步，待恶心症状消失后再继续进食。
- 可以午休半小时，最好是卧床，可使呕吐症状减轻。
- 下午三四点时，可以吃点水果，如苹果、橘子、香蕉，也可以吃开心果、松子等坚果，以补充营养。
- 晚餐时只要饿了就吃，不到饭点也可以。
- 饭后记得刷牙，嘴里清爽才更不易呕吐。

❸ 千万别"补过头"

每一位孕妈妈都希望自己肚子里的宝宝健康聪明，担心宝宝没有"吃"好，总想着给他补补。专业妇产科医生建议您，孕早期只需保证营养全面、均衡即可，切勿擅自补充各种营养素——服用营养素补充剂，否则不仅起不到"补"的作用，反而会伤害孕妈妈和胎宝宝的健康。

蛋白质可以促进胎宝宝大脑的发育，有些孕妈妈一怀孕就服用蛋白质粉，这样会增加肾脏代谢负担。适当补充某些维生素和微量元素有助于胎宝宝的发育，但过量反而造成危险。例如，维生素 A 过量摄入会给胎宝宝带来致畸危险；过量服用维生素 D 可引起胎儿高钙血症；维生素 C 摄入过多会影响胎宝宝生殖细胞发育，甚至导致宝宝出生后发生坏血症；长期摄入大量鱼肝油和钙，会引起孕妈妈食欲减退、皮肤发痒、毛发脱落、维生素 C 代谢障碍等。

其实，只要在医生的建议下合理、正常饮食，一般不会营养不良，没有必要再额外补充过量的营养片剂，毕竟食补的效果大大好于药补，而且没有其他副作用。如果孕检发现某些营养指标不达标，或是孕妈妈胃口不好，妊娠反应强烈，或者出门在外，不方便进食，可以在医生的指导下服用营养片剂。

❹ 养成好习惯，降低流产风险

研究发现，超过 1/4 的流产可以通过改变不良生活方式得到预防。孕妇只要注意一些细节，及改变部分不良生活习惯，便可有效降低流产概率。

正常作息，保证充足的睡眠

生活不规律、睡眠时间过短、生物钟颠倒等不良作息习惯，将直接导致体内内分泌紊乱，造成孕妈妈免疫力下降，身体虚弱，增大流产风险。

远离"危险"食物

孕妈妈平时一定要注意饮食安全和卫生，食物一定要烹熟烹透，这样可以避免食物中的细菌、病毒通过母体而感染胎儿，如生的或半熟的猪肉、鸡肉、鸭肉或鸡蛋中都可能含有细菌。

运动一定要"慢"

运动可以帮助消化、促进血液循环、调节心情，在身体允许且医生同意的情况下，孕妈妈在孕早期可适当进行一些柔和的运动，如散步、慢跑等，但动作一定要慢，每次运动不超过 30 分钟。

避免情绪紧张

情绪紧张可能会影响免疫系统功能，导致内分泌功能失调，从而导致流产。孕妈妈平时一定要注意保持心情愉快、轻松，远离不良情绪。

5 坐、立、行都要小心

为了宝宝能有一个舒适的生长环境，孕妈妈的坐姿需要多加注意，避免压迫到腰腹部。孕妈妈最好准备一把专用的椅子，高度保持在 40 厘米左右，椅面可以稍微硬一些，太软会让孕妈妈更累。孕妈妈在坐时背要挺直，臀部大部分应坐在椅子上，可在后背放一个靠垫。

孕妈妈不宜久坐，也不宜久站。在站立时需要注意，将两腿平行，两脚稍微分开，略小于肩宽，两脚平直，不要内向或外向。这样站立，重心落在两脚之间，不易疲劳。若站立时间较长，可将两脚一前一后站立，并每隔几分钟变换前后位置，使体重落在伸出的前腿上，可以缓解久站的疲劳。

孕早期时，孕妈妈不宜快速急行，这样不利于安胎。在行走时，背要直、抬头、收紧臀部，保持全身平衡，稳步行走，不要用脚尖走路。在家中行走时，容易滑倒的地方（如浴室和厨房门口）需放上吸水防滑的垫子，减少孕妈妈滑倒的风险。

⑥ 暂别夫妻生活

得知有了小宝宝的喜讯，很多孕妈妈都谈"性"变色，其实大可不必如此紧张。怀孕是一种生理现象，不是生病，只要了解孕期夫妻生活注意要点，适当进行亲密行为不仅对夫妻的感情生活有益，而且也有助于胎宝宝的发育。但需注意，在怀孕初期，最好还是暂别夫妻生活。

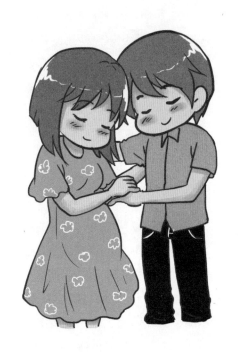

孕早期，胎盘在母体体内尚未发育完善，过于激烈的性行为会伤害到胎盘，而且强烈的子宫收缩可能导致胎盘着床不稳。待到孕中期，胎儿在母体体内比较稳定，发育更为完善，孕妈妈的身体状况也较稳定时，可以适当进行夫妻生活。但是仍要注意，不可过于激烈，不要压迫腹部，稍有不适就马上停止。

⑦ 保还是不保，听医生的

部分孕妈妈因为担心流产或稍有流产征兆，就采取保胎措施，这是不对的。保胎还需根据孕妈妈和胎儿的实际情况，并在医生的建议下进行。

关于流产与保胎

孕妈妈妊娠不满 28 周，胎宝宝尚未具备独立存活能力而中断妊娠，称为流产，俗称"小产"。流产发生于孕 12 周前者，称为早期流产；发生于 12 周后者，称为晚期流产。流产的主要症状是腹痛和阴道流血，这是由于胎盘剥离和子宫收缩造成的。

引起孕早期阴道出血的原因很多，如受精卵质量不良、母体黄体分泌不足、生殖器官畸形、母体免疫因素等；或是胎宝宝自身的问题，如前置胎盘宫外孕、葡萄胎等；或是因为外力刺激引起的出血。如果孕妈妈发现自己自己有不明原因的阴道出血、下腹疼痛或有下坠感等，就要引起注意，及早去医院检查，并视具体情况在医生的指导下保胎。如果不能明确原因而盲目保胎，后果很严重。如果是中重度胚胎发育不良，保胎并不能改变最终流产的结局；如果胚胎只是轻度发育不良或胚胎本来不健康而盲目保胎，则可能增加胎宝宝畸形的风险。

保胎之前先确定胎宝宝是否存活

流产当然是一件十分遗憾的事，但从遗传学的观点看，流产也并非坏事，它符合生命的自然规律。因为在流产的胎宝宝中，染色体异常的概率相当高。所以在保胎之前，一定要先确定胎宝宝的发育情况。

保胎必须在胚胎存活的情况下进行。胚胎存活是指医院尿检呈阳性、HCG呈阳性、早期B超检查有胎芽发育及胎心反射、子宫随着妊娠月份而增大、孕12周后可观测到胎动、羊水平面随着妊娠月份而增大。一般需要经过多次检查后，最终确定胎宝宝是否存活。

科学保胎这样做

- 适当卧床休息，严禁性生活。
- 少做下蹲动作，避免颠簸和剧烈运动。
- 避免重复的阴道检查。
- 听听音乐、读读书，保持心情舒畅、情绪放松，有利于安胎。
- 经过医生检查诊断，在医生的指导下服用保胎药保胎，不可滥用。
- 保胎2周后，如果B超发现胚胎发育不良，血HCG数值持续不升或下降，表明难免流产，应终止妊娠。
- 为防流产，孕妈妈的营养一定要均衡，做到不挑食偏食，讲究荤素搭配、粗细结合、饥饱适度，避免食用刺激性的食物，如辣椒、咖啡、酒等。

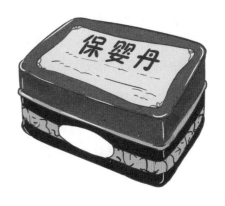

8 准爸爸必修课

准爸爸是孕妈妈亲近的人，孕妈妈能否安然度过孕早期，准爸爸有非常重要的责任。所以，从得知要当爸爸的那一天开始，就行动起来吧！

- 改掉所有坏习惯，尤其是抽烟，一定要戒除。
- 细心观察孕妈妈的身体和情绪变化，陪同孕妈妈进行每一次检查，并记录好结果和医嘱。
- 减少外出应酬的次数，每天下班后与孕妈妈一起逛逛菜市场，一起下厨准备饭菜。
- 积极分担家务，高处取物、抬举、搬动重物等活儿准爸爸就包揽下来吧。
- 安慰妊娠反应强烈的孕妈妈，给孕妈妈更多体贴，并想办法让孕妈妈试着多吃一些东西。
- 陪孕妈妈买孕妇装和适合孕妇穿的鞋子，帮孕妈妈按摩以减轻酸痛。
- 和孕妈妈一同参加产前课程，共同阅读孕产类知识，加深对新生活的了解。

9 出现以下情况，请及时就医

孕早期的3个月，是胎宝宝器官分化的关键阶段，也是胎宝宝最为脆弱的阶段。此时，胎盘还没有稳固，胎宝宝对来自各方面的影响特别敏感，一旦出现异常，孕妈妈需要及时就医。

剧吐

如果孕妈妈早孕反应非常严重，持续出现频繁呕吐，甚至不能进食，身体明显消瘦，必须就医。因为持续下去，会给孕妈妈的身体和胎宝宝的发育造成严重伤害。

腹痛

导致孕妈妈腹痛的原因很多，有可能是胃肠疾病，也可能是腹中胎儿异常。若胎儿异常可能是先兆流产或宫外孕，都应及时就医。

见红

见红，即出现少量断断续续的流血。如有见红但无腹痛，可以先卧床休息。如休息后见红仍不止，应立即去医院检查。

发热

发热是常见的致畸因素。热度越高，持续越久，致畸性越强。一般孕妈妈若体温超过 38.5℃，需及时就医。

⑩ 当心感冒

　　孕妈妈最好避免患感冒，平时要尽量少到公共场所，加强营养，保证睡眠，少与感冒患者接触，以减少感染的机会。若不幸患上感冒，孕妈妈应在医生指导下选用安全有效的方法进行治疗，自己千万不可随意服药，以免对母体和胎儿造成不良影响。一般可选用以下几种方法。

轻度感冒

　　如孕妈妈感冒了，但不发热，或发热时体温不超过 38℃，可增加饮水，补充维生素 C，充分休息，感冒症状就可得到缓解。如果孕妈妈有咳嗽等症状，可在医生指导下用一些不会对胎儿产生影响的中草药。

重度感冒、伴有高热、剧咳

　　当孕妈妈体温在 39℃ 以下时，可选用柴胡注射液退热和纯中药止咳糖浆止咳。同时，也可采用湿毛巾冷敷，或用 30% 左右的酒精（或将白酒兑水冲淡 1 倍）擦浴，起到物理降温的作用。抗生素可选用青霉素类药物，不可使用喹诺酮（如氟哌酸等）和氨基甙类（如链霉素、庆大霉素等）药物。

　　如果孕妈妈体温达到 39℃ 以上，且持续 3 天以上，可分以下两种情况来处理。第一种情况：孕妈妈感冒的时间是处在排卵以后 2 周内，用药就可能对胎儿没有影响；第二种情况：感冒的孕妈妈处在排卵以后 2 周以上，这一时期，胎儿的中枢神经已开始发育，孕妈妈如果高热 39℃ 持续 3 天以上，就可能会对胎儿造成影响。这时需权衡利弊综合考虑，建议向专业的妇产科医生详细咨询，慎重地考虑是否继续妊娠

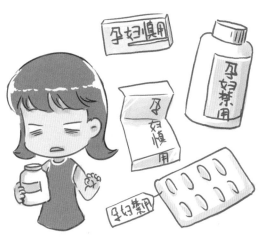

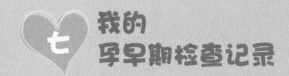

七 我的
孕早期检查记录

● 检查实记

请在做过的检查前打"√"

常规检查项目

☐ 建立妊娠期保健手册

☐ 确定孕周、推算预产期

☐ 评估妊娠妊娠期高危因素

☐ 血压

☐ 体重指数

☐ 胎心率

☐ 血常规

☐ 尿常规

☐ 血型（ABO 和 Rh）

☐ 空腹血糖

☐ 肝功能

☐ 肾功能

☐ 乙型肝炎病毒表面抗原

☐ 梅毒螺旋体

☐ HIV 筛查

☐ 心电图

备查项目

☐ HCV 筛查

☐ 地中海贫血和甲状腺功能筛查

☐ 宫颈细胞学检查

☐ 宫颈分泌物检测

☐ 淋球菌、沙眼衣原体和细菌性阴道病的检测

☐ 妊娠早期 B 型超声检查

☐ 妊娠11～13^{+6}周B型超声测量胎儿NT厚度

☐ 妊娠 10 ～ 12 周绒毛活检

- **医生交代的事情**

_____
_____
_____
_____
_____
_____
_____

- **孕妈妈心语**

_____
_____
_____
_____
_____
_____
_____
_____
_____
_____
_____
_____

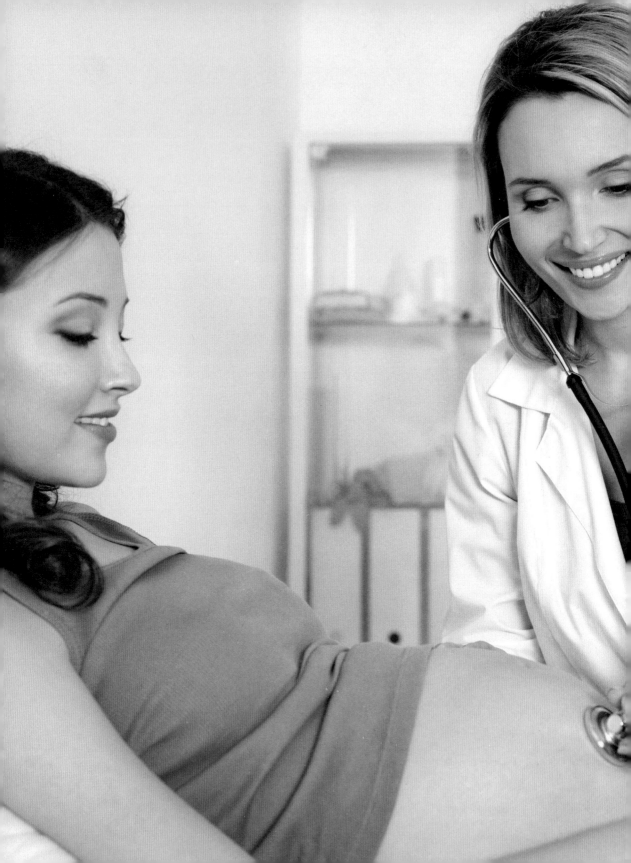

Chapter 3

孕中期检查，
关注排畸和糖筛

进入孕中期，胎宝宝已经在孕妈妈的肚子里稳定安家了，大多数孕妈妈的害喜现象也都消失了，心情也会有所改善，不过新的挑战又来了！孕中期的检查项目有很多，除了常规产检项目之外，重点在于大排畸和唐筛，以便及时发现异常状况，确定孕妈妈和胎宝宝的健康状况，使孕妈妈安心养胎。

妇产科医生的自述

现在已经怀孕4个月了，孕早期的早孕反应也基本上消失，胎儿在妈妈的肚子里面也很适应，一般不会出现流产、死胎等意外情况，新手妈妈也能舒一口气了，这时候的我们应该是到了相对享受的阶段。不过我们自身的身体变化则是越来越明显，身材开始走样，随着腹部的逐渐隆起，以前的衣服可能穿不上了，这时候大多数的孕妈妈能感觉到宝宝的胎动了。此时的胎动可能还不是我们想象中的拳打脚踢，很多时候就像肠子蠕动那样，家人也能很容易在肚皮上听见宝宝的胎心跳动的声音，这一时期也是爸爸对宝宝开始有更理性的认识的时候了。

这一时期，新手妈妈胃口开始好转，也可以随意地走动了。而宝宝的各器官已经基本分化完成，对于不良因素的影响不会那么敏感，生命力也较之前更加顽强，我们可以放松心情好好地享受这个美好时期，不过，一定要记得按时进行产科检查哦。

孕中期，孕妈妈主要要进行两项很重要的排畸检查，一项是唐氏筛查，另一项就是四维彩超。虽说现在人们的生活水平提高了，但是因为环境污染、食品中的添加剂、水污染等，使得畸形的发生率日渐增高，我们每位新妈妈不仅希望有个属于自己的孩子，更希望这个孩子聪明、健康，因此每位妈妈都想尽可能地做到尽善尽美，不要影响到自己的宝宝。所以，在做以上这两项检查的时候，我们一定是很担心的，我也不例外。

我们能做的就是：按时按要求检查，如果出现了结果有可疑或异常情况，我们要相信科学，多看几家医院，多听听相关专家的建议，结合自身的情况做出决定。当然，我们一定要保持乐观的情绪，异常的毕竟是极少数嘛！

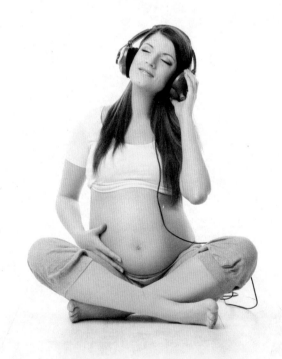

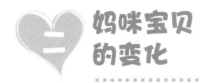

妈咪宝贝的变化

进入孕中期，孕妈妈的肚子随着孕周的增加一天天变大，体型和体重发生了明显的改变，胎宝宝的面部五官逐渐完善，也开始做一些表情了，下面记录了孕中期宝宝和妈妈的成长。

① 宝宝成长日志

孕4月：长出胎毛和头发

一般在妊娠第4个月时，胎儿的面部及身体上会长出一层纤细的绒毛，就是我们俗称的胎毛，这层绒毛会伴随胎儿的出生而消失。

第13周：经过了孕早期三个月的成长，现在胎宝宝已经有橘子那么大了，身长约10厘米甚至更长。

第14周：这一周，胎宝宝的身长有13厘米左右，体重约60克。而且可以做很多表情了——皱眉、做鬼脸或者斜一斜小眼睛。

第15周：胎宝宝的身长又长了一厘米，体重也增加了20克左右。宝宝的骨骼也开始变得坚固了。

第16周：现在的身长大约有16厘米，体重达到了110克，胎宝宝的皮肤逐渐变厚且不再透明。

孕5月：感觉器官迅速发育

本月胎宝宝最大的变化就是感觉器官开始按照区域迅速发育。味觉、嗅觉、触觉、视觉、听觉等从现在开始在大脑中发育，神经元之间的连通开始增加。

第 17 周：已经长成一个鸭梨的样子了，身长约 18 厘米，重 150 克左右。大脑发育已经很充分，心跳也更加有力。

第 18 周：胎宝宝已经长到 20 厘米，至少有一支钢笔长了，体重大约 200 克，骨骼也开始逐步硬化。

第 19 周：胎宝贝已经长成了一个"小甜瓜"，手指上甚至长出了指甲，身长为 23 厘米左右，体重差不多也有 260 克了。

第 20 周：胎宝贝已经长到了 25 厘米左右，体重约 320 克，生长趋于稳定，并开始有了脑部的记忆功能。

孕6月：胎儿基本构造进入最后完成阶段

这个月，胎儿体内的基本构造进入了最后阶段，全身比例比以前显得更为匀称，大脑发育迅速，眼唇等也都开始发育了。

第 21 周：宝宝长得更大了，身长约为 26 厘米，体重 390 克左右，头发在迅速地生长，眼睑清晰可见。

第 22 周：胎宝贝在这一周的身长为 27 厘米，体重大约有 470 克。此时，手部的小动作开始多了起来，皮肤还是红红的。

第 23 周：宝宝已经超过 1 斤啦，五官越发清晰，具备了微弱的视觉，肺中的血管形成，呼吸系统正在快速建立。

第 24 周：胎宝宝已经长到约 30 厘米，体重差不多有 630 克，开始充满孕妈妈的整个子宫，还会用脚踢子宫呢！

孕7月：大脑发育进入高峰期

本月胎儿的大脑发育进入了一个高峰期，脑细胞正在迅速增殖分化，体积增大，孕妈妈此时可以多吃些健脑的食品，为胎儿补充更多有益于大脑发育的营养。

第 25 周：胎宝贝身长大约有 31 厘米，体重不到 720 克，肌肉和脂肪组织也在快速生长，味蕾正在形成。

第 26 周：小宝贝身长不到 33 厘米，坐高约为 22 厘米，体重 820 克左右。眼睛、嘴唇、鼻孔慢慢形成。

第 27 周：胎宝贝身长约 34 厘米，体重 910 克左右。很多胎宝贝眼睛已经能睁开了，大脑活动非常活跃。

第 28 周：这一周胎儿的身长大概长到了 35 厘米，体重 1000 克左右。大脑已经可以逐渐控制自己的身体了，并形成了自己的睡眠周期。

② 妈妈的正常生理变化

孕4月：可以感受轻微的胎动

从怀孕第 4 个月开始，胎宝宝的神经元迅速增多，神经突触形成，条件反射能力加强，这时如果准爸爸准妈妈用手轻轻触碰腹部，胎宝宝就会蠕动起来，孕妈妈可以感受到轻微的胎动。

第 13 周：这一周开始，孕妈妈的妊娠反应已经没那么强烈了，胃口变好了很多，情绪也随之好转。

第 14 周：孕妈妈的体态还不太像个孕妇，胃口好起来的同时，胃酸也随之而来，有些孕妈妈还会发现自己的乳头能挤出些乳汁。

第 15 周：这一周孕妈妈体内的雌激素水平较高，盆腔及阴道充血，白带开始增多，属于妊娠的自然现象。

第 16 周：这一周，孕妈妈的腹部开始凸显，体重上升加快。乳房也比以前大而柔软，深色的乳晕很清晰。

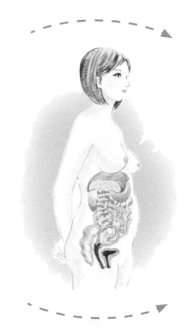

孕 5 月：绝大多数准妈妈能感受到活跃的胎动

进入孕 5 月，胎儿的循环系统和尿道进入正常的工作状态，肺部也开始运转，此时胎宝宝非常灵活、调皮，所以胎动也非常活跃。

第 17 周：现在孕妈妈最少增加了 2 千克体重，有的孕妈妈也许会达到 5 千克。子宫长得很大，行动也开始有些不大方便了。

第 18 周：从现在开始，大多数孕妈妈会真切地感受到胎儿的胎动，胃部感到飘来飘去。一般在睡前胎动是最多的。

第 19 周：每天你都会明显感到胎宝贝不停地运动，肚子越来越大，腰身明显加粗，乳腺也更为发达了。

第 20 周：孕育宝宝的历程，已经走了一半了，从现在开始，孕妈妈的腰部和腹部都开始膨胀，宫底每周大约升高 1 厘米。

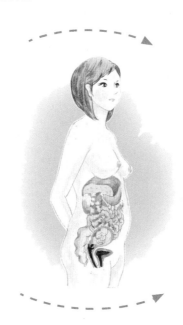

孕 6 月：胎动频繁，体温上升

进入孕 6 月，腹中胎儿的拳打脚踢次数会更为频繁，尤其在晚上将要躺下入睡时会经常出现，此外，孕妈妈出汗会比平时更多，体温明显上升。

第 21 周：此时孕妈妈的子宫增大到压迫肺部，易造成呼吸急促，特别是上下楼梯，要格外注意。

第 22 周：孕妈妈的身体越来越重，这一阶段可能会出现子宫肌肉伸缩引起腹部疼痛，是正常现象，建议放缓行动。

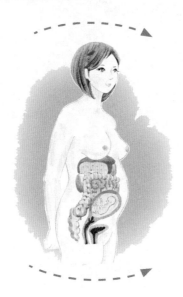

第 23 周：这一周孕妈妈变成了真正的"大肚婆"，这时孕妈妈常会感觉"烧心"，应注意控制饮食。

第 24 周：孕妈妈的乳腺功能发达，子宫进一步增大，宫高接近 20 厘米，子宫底已高达脐部，用手就能明确判断子宫位置。

孕 7 月：出现妊娠纹、浮肿、消化不良等症状

随着胎儿的越来越大，部分孕妈妈会在腹部皮肤及乳房、大腿上出现妊娠纹，全身不同部位出现浮肿，甚至引起消化不良，这些都是妊娠的正常不良反应。

第 25 周：身体越发沉重，心肺要承担更重的负担，手脚也会出现酸痛，应注意劳逸结合。

第 26 周：有些孕妇开始出现下肢水肿，切忌不要长时间站立或行走，休息或睡觉时可以把脚垫高。

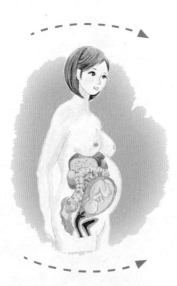

第 27 周：孕妈妈的子宫接近了肋缘，觉得气短，这是正常现象。此外，胎动可能会让孕妈妈的腹部像波浪一样动起来。

第 28 周：孕程已经过了三分之二，此时身体重心移到腹部下方，血压开始升高，要格外警惕妊娠高血压综合征。

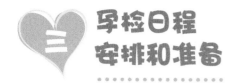

步入孕中期后，孕妈妈开始显怀了，变得孕味十足，在这一时期，产检日程安排和准备有哪些不同呢？

1 孕中期产检时间、项目安排

孕妈妈孕早期在医院建档后，此后大约每隔四周左右就要去医院做一次产检，其中，孕中期产检是为了了解产前检查后有何不适，并确定孕妈妈和胎宝宝的健康状况。

孕中期产检时间及项目安排		
产检周数	**常规检查及保健**	**备查项目**
14～19+6周	分析首次产前检查的结果； 血压、体重、宫底高度、腹围、胎心率； 唐氏筛查（妊娠中期非整倍体母体血清学筛查）	羊膜腔穿刺进行胎儿染色体检查
20～23+6周	血压、体重、宫底高度、腹围、胎心率； B超大排畸（胎儿系统B型超声筛查）； 血常规、尿常规	宫颈评估（B型超声测量宫颈长度，早产高危者）
24～27+6周	血压、体重、宫底高度、腹围、胎心率； 妊娠糖尿病筛查（75g OGTT）； 血常规、尿常规	抗D滴度复查（Rh阴性者） 宫颈阴道分泌物fFN检测（早产高危者）

2 孕14～19+6周：唐氏筛查

唐氏筛查是唐氏综合征产前筛选检查的简称，是孕妈妈必做的排畸检查项目。唐氏综合征又称为先天愚型，是一种染色体异常导致的疾病。

一般来说，在孕14～19+6周，孕妈妈的产检日程安排中会进行一次唐氏筛查。做唐氏筛查前，孕妈妈需要准备好详细的个人资料，在检查的前一天晚上10点以后不要再进食、喝水，尤其要注意少吃油腻食物和水果等，以免影响检查结果的准确性。

长沙市 ×× 医院

姓名：	实验编号：
出生日期：1993 年 8 月 8 日	年龄：22 岁
母亲体重：59kg	种族：黄种
超声日期：	末次月经：2016-4-2
头臀长（CRL）：62mm	双顶径（BPD）：-mm

项目名称	检验结果
AFP	66.5 ng/ml
β HCG	36314 IU/L
唐氏综合征风险率	1/6812
18 三体综合征风险率	1/43632
开放性神经管缺陷风险	1.64
母龄风险	1/1430

临床建议：
产前筛查结果小于截断值，建议动态观察。

抽血日期：2016 年 7 月 26 日　报告日期：2016 年 7 月 26 日　检测师：XX
备注：* 此结果仅对所检测的样本负责！

AFP：
　　甲胎蛋白是维护正常妊娠，保护胎宝宝不受母体排斥，一般在孕 6 周开始出现，随着胎龄的增长，会越来越多，胎宝宝出生后，又会逐渐下降至孕前正常水平。

产前筛查结果小于截断值：
　　经过综合分析得知，该孕妈妈的唐氏筛查结果为低风险，即低危险性。如果产前筛查结果大于截断值，则为高风险性，需要做进一步的检查和治疗。

筛查报告单

送检日期：

预产年龄：23.45 岁

联系电话：

孕周：16 周 3 天

计算方法：LMP

MOM 值	参考范围
1.64	（0.65-2.5）
1.15	（< 2.11）
	（< 1/270）
	（< 1/350）
	（< 2.5）
	（< 35 岁）

βHCG：

人绒毛膜促性腺激素的浓度，由于 hCG-α 链与 LH-α 链具有相同的结构，为避免与 LH 发生交叉反应，在做唐氏筛查时通常会测定特异的 βHCG 浓度。医生会将测得的 βHCG 数据连同孕妈妈的年龄、体重以及孕周通过计算机测算出胎宝宝患唐氏综合征的危险度。

18 三体综合征风险率：

风险截断值为 1/350，此项检查结果为 1/43632，远远低于风险截断值，表明患唐氏综合征的概率很低。

小叮咛：

唐氏筛查只能筛检出 60% ~ 70% 的唐氏综合征患儿，不能确诊。另外，唐氏综合征的发生率随母亲年龄的增长而升高，因此，高龄妈妈尤其要重视做这项检查。

迄今为止，针对染色体疾病还没有科学有效的治疗手段。因此，降低生育染色体疾病患儿风险的好方法是尽早通过产前遗传咨询以及产前检测、诊断等方式，及早发现并解决问题。

做完唐氏筛查，结果显示为"高危"的孕妈妈，一般会被建议做无创 DNA 产前检测，以确定胎宝宝的健康状况。

无创DNA产前检测，又称为无创胎儿染色体非整倍体检测，是通过采集孕妈妈外周血10毫升，从血液中提取游离DNA（包括孕妈妈的DNA和胎宝宝的DNA）进行测序，并将测序结果进行生物信息分析，从而检测胎儿是否患有三大染色体疾病。母体血浆中含有胎儿游离DNA，为该项目提供现实依据，一般在孕12周后采集准妈妈的静脉血进行检查。

根据美国妇产科学会（ACOG）与美国母胎医学会（SMFM）共同发表的委员会指导意见，无创 DNA 产前检测作为非整倍体高危人群的初筛检测，主要用于以下人群：

- 年龄超过 35 岁，不愿选择有创产前诊断的孕妇。
- 唐筛结果为高风险或者单项指标值改变，不愿选择有创产前诊断的孕妇。
- 孕期 B 超胎儿 NT 值增高或其它解剖结构异常，不愿选择有创产前诊断的孕妇。
- 病毒携带者。
- 胎盘前置、胎盘低置者。
- 羊水过少。
- Rh 血型阴性。
- 有流产史、先兆流产。
- 珍贵儿。
- 希望排除胎儿 21 三体、18 三体、13 三体综合征，自愿选择无创产前检测的孕妇。
- 血清筛查阳性的孕妇。
- 对产前诊断有心理障碍的孕妇。

无创 DNA 产前检测避免了将相关设备深入到孕妈妈的子宫内进行取样时的感染风险，也不会给本来就紧张的孕妈妈带来更大的精神压力，而且检查准确率高达 99% 以上，而且，无创 DNA 产前检测的取样方法较为简单，不需要预约，也不必长时间排队，一步到位，避免了孕妈妈们对唐筛高危的担忧、对羊水穿刺的恐惧以及多次检查跑医院的疲惫和等待，既可靠，又安全，未来可作为普遍的检测技术，提高健康胎儿的出生比例，为广大育龄人群提供更为安心的产检和贴心的保障。

唐筛结果显示为高危，不介意做有创产前诊断的孕妈妈，也可以选择做羊膜腔穿刺术，同样可以起到检查宝宝的染色体健康状况的作用。

羊膜腔穿刺术	
手术过程	在超声波的监控下，确定羊水囊的位置，在这里穿刺可避开胎宝宝和胎盘，然后对孕妈妈的腹部皮肤进行消毒并做局部麻醉，最后用一根长针经腹部刺入羊膜腔，同时在超声引导下，小心避开胎儿，用注射器从子宫中抽出羊水。在实验室中从羊水里分离出胎儿的细胞，进行染色体核型分析，从而最终确诊胎儿是否是唐氏儿
手术人群	35岁以上的大龄产妇；孕妈妈曾经生过缺陷婴儿；家族里有出生缺陷史；孕妈妈本人有出生缺陷；准爸爸有出生缺陷；唐氏筛查显示"高危"
手术时长	5～10分钟
手术准确率	100%
手术疼痛感	会有酸酸麻麻的感觉
手术危险性	较小，主要包括胎儿、胎盘或脐带的伤害或感染，导致早产或流产，建议孕妈妈到大型正规医院由有经验的医生进行检查
手术时机	怀孕18～20周为佳，因此此时孕妈妈的羊水中活细胞比例较高
术后注意	术后当天不要洗澡，扎针的地方可能会疼痛，会阴道出血、分泌物增加，都是正常现象，不需服药，稍微休息几天即可；如果痛感强烈，伴有发热，就要及时就医
温馨提示	该手术的化验结果等待时间略长，一般为15天左右，孕妈妈可以提前预约检查时间，等待期间要心平气和，不可急躁

❸ 孕 20 ~ 23⁺⁶ 周：B 超大排畸

B 超大排畸及其重要性

在孕 20 ~ 23⁺⁶ 周，除了前面所提到的常规产检项目之外，孕妈妈的重点产检项目是 B 超大排畸，B 超大排畸检查的意义非常重大，其主要目的是筛查胎宝宝的体表及器官组织有无异常，另外，此时也是早期发现并及时终止严重异常胎儿的最佳时间。

一般来说，在孕 20 ~ 23⁺⁶ 周，胎儿的大脑正处于突飞猛进的发育时期，胎宝宝的结构已经基本形成，另外，这一时期孕妈妈的羊水相对较多，胎宝宝的大小比例适中，在子宫内有较大的活动空间，胎儿骨骼回声影响也较小，因此，此时进行超声波检查，能比较清晰地看到胎宝宝的各个器官的发育状况，并可以诊断出胎儿头部、四肢、脊柱等畸形的情况。

孕妈妈和准爸爸需要知道的事

在做 B 超大排畸之前，孕妈妈需要注意的是，在检查之前不需要空腹，在相关的专业医院排队等候即可，快轮到你的时候，去厕所排空尿液即可进行检查。检查之前，孕妈妈需要保持轻松愉快的心情，不然会影响胎宝宝面部表情的呈现。另外，如果胎宝宝的体位不对，无法看清其脸部和其他部位的话，孕妈妈可以在准爸爸的陪同下出去走走，再回来继续检查，切不可焦虑不安。

B 超大排畸的检查时长通常为 15 ~ 20 分钟，一般来说，它能检查出大方面的畸形，例如新生儿先天性心脏病、开放性脊柱裂、内脏外翻、唇腭裂、脑部异常、四肢畸形、胎儿水肿、多指（趾）和外耳等等。但彩超并不是万能的，像新生儿的耳聋、白内障等疾病就无法检测出来。

了解宫高和腹围

宫高是指从下腹耻骨联合处到子宫底的长度，是判断子宫大小的数据之一。腹围是指经髂嵴点的腹部水平围长，二者的测量是判断胎宝宝大小、了解其发育状况的主要依据。

宫高和腹围的增长是有一定的规律和标准的，一般从孕 20 周开始，每 4 周测量一次，孕 28 ~ 36 周每 2 周测量一次，孕 37 周后每周测量一次。孕妈妈可以在产检时测量，也可以自己在家测量。如果宫高连续两周没有变化，建议去医院检查。

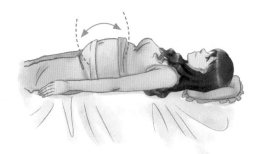

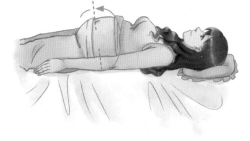

用卷尺测量孕妈妈的下腹耻骨联合处到子宫底，即为宫高。

用卷尺测量孕妈妈平脐部环腰腹部的长度，即为腹围，以测量最大平面为准。

不同孕周腹围平均值	
20 周	14.80±1.89
21 周	15.62±1.84
22 周	16.70±2.23
23 周	17.90±1.85
24 周	18.74±2.23
25 周	19.64±2.20
26 周	21.62±2.30
27 周	21.81±2.12
28 周	22.86±2.41
29 周	23.71±1.50
30 周	24.88±2.03

不同孕周腹围平均值	
31 周	25.78±2.32
32 周	26.20±2.33
33 周	27.78±2.30
34 周	27.99±2.55
35 周	28.74±2.88
36 周	29.44±2.83
37 周	30.14±2.83
38 周	30.63±2.83
39 周	31.34±3.12
40 周	31.49±2.79

不同孕周的宫高差异	
12 周末	在耻骨联合上 2～3 厘米
16 周末	在耻骨联合与肚脐之间
20 周末	在脐下 1～2 横指
24 周末	平脐或者脐上 1 横指
28 周末	在脐上 2～3 横指
32 周末	在肚脐与剑突之间
36 周末	在剑突下 2～3 横指
40 周末	下降至肚脐与剑突之间或者稍高

头围：

胎儿环头一周的长度，可以据此了解胎儿的发育状况。

双顶径：

头部左右两侧之间最长部位的长度，可以通过双顶径来预测预产期，也可用于中期以后推测胎儿的体重。

股骨长：

胎儿大腿骨长度，与相应月份的双顶径值差2～3厘米。

胎儿脊柱：

胎儿脊柱连续为正常，缺损为异常，预示着脊柱可能畸形。

长沙市 ×× 医院采

检查号：

姓名：XX
申请科室：产科门诊　　　　　性别：女
检查设备：GE E8　　　　　　住院号
　　　　　　　　　　　　　　检查部位：妊娠

超声图像：

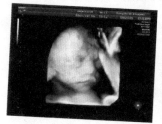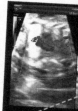

超声描述：

孕 25 周检查 LOA 胎儿超声测量值：

双顶径：66mm，头围：242mm，腹围：214mm，股骨长：49mm，肱骨
147 次 /min。

胎儿头面部：颅骨呈圆形光环，脑中线居中，侧脑室未见明显扩张。两侧丘脑
胎儿上唇线未见明显中断，眼、鼻可见。

胎儿脊柱：颈、胸、腰、骶骨段排列形态未见异常，脊柱弯曲度未见异常。

胎儿心脏：四腔心切面可见，心律齐，左、右房室大小基本对称，心脏中央"一

胎儿四肢：双侧上臂及其内的肱骨可见，双侧前臂及其内的尺、桡骨可见，双手

胎儿腹部内脏：肝、胃、双肾、膀胱可见。

胎儿脐带：脐动脉 2 条。脐带血流：S/D: 3.22, RI: 0.69。

胎盘附着在子宫前壁，厚28mm，成熟度Ⅰ，胎盘脐带连接口处距胎盘下缘距离

羊水指数 1 区 27mm，2 区 26mm，3 区 42mm，4 区 36mm。

超声提示：

宫内单活胎 超声测值孕约 26W LOA 前壁胎盘

建议复查

羊水指数：

以孕妈妈脐部为中心，分上、下、左、右四个区域，相加即为羊水指数。

勒超声诊断报告单

年龄：25 岁
床号

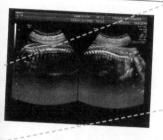

黄径：28mm，颅后窝池厚：8mm，胎儿体重：902g±132g，胎儿心率

无明显异常，小脑蚓部可见，颅后窝池无明显增大。

、右房室瓣可见，启闭运动两侧均可见，左、右心室流出道切面可见。

腿及其内的股骨可见，双侧小腿及其内的胫、腓骨可见，双足可见。

腹围：
也称腹部周长，测量的是胎儿腹部一周的长度。

肱骨长：
上腕骨的长轴，主要用于推断孕中期和孕晚期的妊娠周数。

小脑横径：
小脑水平的长度，主要用于测定正确的孕周。

颅后窝池：
最大深度不超过 10 毫米，大于 5 毫米为颅后窝积液。宽度在 32 周前随孕周的增加而增宽，33 周后逐渐缩窄。

小叮咛：
本月 B 超检查的主要目的是针对胎儿的重大畸形作筛检，如脑部异常、四肢畸形、胎儿水肿等，切不可忽视。

4 孕 24 ~ 27^{+6} 周：妊娠糖尿病筛查

妊娠糖尿病筛查很重要

孕妈妈患糖尿病主要有两种情况，一种是孕前患有糖尿病，孕后糖尿病加重；一种是怀孕期间形成的糖尿病，即妊娠期糖尿病。据科学统计，在妊娠期间，首次发生糖耐量异常的概率为1%~3%。

很多孕妈妈可能会有这样的疑虑，妊娠糖尿病筛查是一定要做的产检项目吗？答案是肯定的。这是因为，妊娠糖尿病和普通的糖尿病不一样，对于孕妈妈本身来说，会出现"三多"症状——多饮、多食、多尿，还可能会有生殖系统念珠菌感染反复发作；而对于腹中的胎儿来说，它会影响宝宝正常的生长发育速度，导致其发育迟缓甚至胚胎停育，因此，妊娠糖尿病筛查至关重要，一定要做。

妊娠糖尿病筛查的检查方法

妊娠糖尿病筛查一般是在孕 24 ~ 27^{+6} 周进行，其主要是通过测量孕妈妈的空腹血糖值、餐后 1 小时血糖值和餐后 2 小时血糖值，来作为妊娠糖尿病筛查的依据和参考。具体方法是：先抽空腹血糖测定，再将 50 克葡萄糖粉溶于 200 毫升白开水中，5 分钟内喝完，接着在第 1、第 2 个小时各采血测定血糖，3 项中任何 1 项的值达到和超过临界值，都需要进一步进行 75 克葡萄糖耐量试验，以明确孕妈妈是否有妊娠糖尿病。

妊娠糖尿病筛查的注意事项

孕 24 ~ 27^{+6} 周的孕妈妈需注意，在做妊娠糖尿病筛查之前，至少要先空腹 8 小时再进行抽血，也就是说，孕妈妈在产检的前 1 天晚上 00:00 以后就要禁止进食了，在次日的早晨做检查前，也不能吃东西或者喝饮料、喝水，要保持绝对的空腹状态。

在做妊娠糖尿病筛查的时候，不同的医院可能会有不同的检测方法。例如，有的医院会给孕妈妈直接开葡萄糖水，要求按规定的量短时间内喝完，然后分时间段抽血测定血糖值。大多数医院都会用葡萄糖粉冲水给孕妈妈喝。此时需要注意，喝葡萄糖粉的时候，孕妈妈要尽量将糖粉全部溶于水中，不要洒了，以免影响检查的正确性。现在大多数医院都配有护士帮忙冲泡葡萄糖水，孕妈妈稍加注意即可。

另外，很多孕妈妈做葡萄糖耐量测试时，都会出现第一次不能通过的情况，这很有可能是因为孕妈妈在检查的前一天吃了过多的甜食所影响了检查结果的准确性，而非孕妈妈本身有问题。

因此，孕妈妈在确定好做妊娠糖尿病筛查的前几天，需要适当控制糖分的摄入，诸如西瓜、果汁之类的东西都需格外注意，谨慎摄取，以免使身体摄取的糖分高出日常饮食，影响检测的血糖值等。

"糖妈妈"的高发人群和预防方法

具有糖尿病高危因素的孕妈妈主要为：有糖尿病家族史、巨大儿分娩史的，乙型肝炎表面抗原携带者，高龄产妇，肥胖产妇等。

孕妈妈主要应从孕期的饮食方面注意预防自己成为一名"糖妈妈"，尤其是具有糖尿病高危因素的孕妈妈，更应注意防止摄入过量含糖较高的食物，控制孕期体重的增长速度，防止妊娠期糖尿病的发生。

孕妈妈在饮食上应注意餐次分配、多摄入膳食纤维和坚持清淡饮食。

● 注意餐次分配。孕妈妈宜控制好每日的饮食总量，并坚持少吃多餐，建议将每天应摄入的食物分成五六餐，晚餐与次日的早餐时间间隔不宜过长，睡前可以少吃一点点心。

● 多摄入膳食纤维。在可摄取的分量范围内，多摄入膳食纤维含量高的食物，如用糙米、五谷米饭代替白米饭，多吃新鲜的蔬菜和水果等，要少喝或不喝饮料。

● 坚持清淡饮食。孕妈妈宜控制好日常饮食中植物油和动物性脂肪的摄入量，尽量少用煎炸的烹调方式，选择蒸、煮、炖等方式烹饪食物，以保证饮食的清淡。

如果孕妈妈一旦被检查出了妊娠糖尿病，也不必过于惊慌，除了遵循医嘱服用药物之外，可以买个血糖仪，每天在家自己监测血糖值，并做好饮食和运动辅助，将血糖尽快控制在合理的范围内。

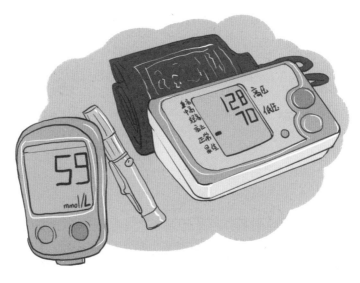

附：糖耐量检测报告单（葡萄糖耐量试验 OGTT）

长沙市 ×× 医院
糖耐量检测报告单

姓名：	患者编号：	标本号：
性别：女	床位：	标本种类：
年龄：25 岁	科室：妇科门诊	送检医师：

项目名称	结果	参考区间	单位
糖耐量空腹	4.89	3.89-6.11	mmol/L
服糖后 1h	6.92	< 11.1	mmol/L
服糖后 2h	5.65	< 7.8	mmol/L

三个数值检测结果：
对照报告单上的参考区间，这位孕妈妈的血糖指数都在正常范围内，表示通过了糖耐量检测。

糖耐量空腹：
孕妈妈要注意，在做糖耐量检测的前一晚 12 点后不宜进食，隔天空腹抽血化验。

< 11.1：
该参考区间表示服糖后 1 小时内血糖指数的正常值应小于 11.1mmol/L。

小叮咛：
葡萄糖耐量测试是检查人体糖代谢调节机能的一种方法，它并不是诊断性的检查，其目的是筛查出可能出现问题的孕妈妈。经过该测试检查出血糖高的孕妈妈，不一定患上妊娠糖尿病，需做进一步的检查来确诊，因此孕妈妈不必过于紧张和担心。

附：白带检查报告单

长沙市 ×× 医院
白带检查报告单

姓名：	患者编号：	标本号：
性别：女	床位：	标本种类：
年龄：25岁	科室：妇科门诊	送检医师：

编码	项目	结果	参考值
BD-MJ	白带霉菌	未发现真菌	阴性
BD-DC	白带滴虫	未见滴虫	阴性
BD-QJD	白带清洁度	Ⅱ度	Ⅰ度 -- Ⅱ度
BV	阴道感染细菌	阴性（一）	阴性

Ⅱ度：
这是表示阴道清洁度的等级，参考值分为Ⅰ、Ⅱ、Ⅲ、Ⅳ四个等级，其中，Ⅰ、Ⅱ度为正常，Ⅲ、Ⅳ度为异常，可能患上了阴道炎。

阴性（一）：
BV 是检测是否有细菌性阴道炎的检查，如果检查结果为阳性（＋），则表示有细菌性阴道炎，若为阴性（－），则表示没有。

 小叮咛：
在做白带常规检查的前一天，孕妈妈应避免过性生活，以免影响结果的准确性。

长沙市 ×× 医院肝肾功能检查报告单

姓名:	患者编号:	标本号:
性别: 女	床位:	标本种类:
年龄: 25 岁	科室: 妇科门诊	送检医师:

英文名	项目名称	结果	参考区间	单位
ALT	丙氨酸氨基转移酶	11.94	0 ~ 40	U/L
AST	天门冬氨酸氨基转移酶	16.41	0 ~ 40	U/L
TP	总蛋白	66.21	60 ~ 82	g/L
ALB	白蛋白	35.14	35 ~ 52	g/L
GLO	球蛋白	21.07	20 ~ 45	g/L
A/G	白球比	1.67	1.2 ~ 2.3	
TBIL	总胆红素	11.69	2 ~ 20.4	umol/L
DBIL	直接胆红素	3.07	0 ~ 6.8	umol/L
IBIL	间接胆红素	8.62	0 ~ 17	umol/L
TBA	总胆汁酸	1.82	0 ~ 15	umol/L
BUN	尿素氮	2.42	1.43 ~ 7.14	mmol/L
CR	肌酐	44.73	44 ~ 97	umol/L
UA	尿酸	234.31	137 ~ 357	umol/L

总胆红素:
包括直接胆红素和间接胆红素,大部分来源于衰老红细胞被破坏后产生的血红蛋白,主要用于诊断是否有肝脏疾病。

天门冬氨酸氨基转移酶:
它主要存在于心肌、骨骼肌、肝脏组织中,肝损害时,此酶升高,是诊断肝细胞实质损害的主要项目。

肌酐:
是人体肌肉代谢的产物,一般由肾脏排出体外,是检测肾脏功能的重要指标。

尿素氮:
人体内氮的主要代谢产物,通过测量可以估计肾小球的过滤功能,是肾功能的主要指标之一。

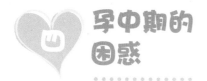
进入孕中期，为了更好地照顾自己和腹中的胎宝宝，孕妈妈的衣食住行方面都会发生相应的变化，但是难免会有种种困惑和不解，以下就为孕中期的你悉心解答！

① 唐筛检查高危，就是唐氏儿吗

唐筛检查只是对孕妈妈是否怀有唐氏儿的风险评估，检查结果为高危也并不代表胎儿一定就是唐氏儿。事实上，筛查呈高危的胎儿发生唐氏综合征的概率较高，需要做进一步的检查确认，而在这部分呈高危的孕妈妈中，大约有90%的孕妈妈经过羊水染色体检查后确诊为正常胎儿。同样的，唐氏筛查结果呈低风险的也并不代表胎儿一定不是唐氏儿，只是其患上唐氏综合征的概率更低。

孕妈妈一旦检查出结果高危，也不要过分担心，建议听从医生的指导做好染色体检查，以确保胎宝宝的健康状况。

② 做羊膜腔穿刺检查会很危险吗

很多孕妈妈一听说要做羊膜腔穿刺检查，就会胆战心惊，以为"穿刺"会很危险，甚至害怕损伤腹中的胎儿，其实，羊膜腔穿刺检查虽然是侵入性的检查，但是其穿刺过程全部由超声波监控，操作技术已经非常成熟，损伤到胎心的可能微乎其微，约有2~3%孕妈妈在穿刺后会出现轻微的子宫收缩及阴道流血，通常在休息或安胎治疗得以缓解。而且，在孕中期，孕妈妈的羊水量至少会有400毫升以上，而羊膜穿刺时只需要抽取20毫升左右的羊水，且胎儿在之后还会再制造，因此，危险的概率极低。

如果医生建议孕妈妈做羊膜腔穿刺检查，以进一步确认胎宝宝的身体健康状况，孕妈妈就要积极配合医生，可以选择去专业的大型医院，由有经验的、技术精湛的医生进行操作，如此更安心。

❸ 三维彩超和四维彩超一样吗

三维彩超和四维彩超都是孕中期做 B 超大排畸的方式，二者的区别就在于时间维度参数的不同，也就是说，三维彩超是图片，四维彩超是录像，三维彩超是静态的，四维彩超是动态的。

三维彩超是立体动态显示的彩色多普勒超生诊断方式，其不仅具有二维彩超的全部功能，还可以进行胎宝宝面部表情的动态成像，可以清晰地显示出宝宝的眼、鼻、口和下颌等状态，协助医生直接对胎儿的先天畸形进行初步的诊断，包括表面畸形诊断和内脏畸形诊断，特别是二维彩超难以显示的头面部畸形诊断，一目了然。

四维彩超与三维彩超相比，主要是增加了时间维度参数，因此，它不仅具有三维彩超的所有功能，而且能够实时呈现胎宝宝的动态活动图像，即能够录制成动态视频，可以让孕妇看到胎儿一连串的动作。从某种意义上来说，四维彩超可以算得上胎宝宝的第一张照片，比较有纪念意义。

❹ 什么情况下容易发生早产

早产是指在满 28 孕周至 37 孕周之间的分娩，一般占分娩总数的 5% ~ 15%。在此期间出生的体重 1000 ~ 2499 克，且身体各器官未成熟的新生儿，称为早产儿。

由早产的定义我们可以知道，早产多发生在孕中后期，即孕 7 ~ 9 月。早产的发生包括孕妈妈和胎宝宝两个方面的原因。当孕妈妈和胎宝宝有以下几种情况时，容易发生早产。

孕妈妈方面的原因包括：

- 严重贫血。
- 胎膜早破。
- 患有急性传染病。
- 活动量过大。
- 身患外伤。
- 手持重物。
- 羊水过多。

胎宝宝方面的原因包括：

- 胎盘位置不正常。

- 双胞胎。
- 多胞胎。

  易早产的孕妈妈人群主要有：

- 怀孕时年龄小于 18 岁或大于 40 岁。
- 孕前体重过轻或超过 80 千克的孕妈妈。
- 怀孕间隔过密，一般是指产后半年内再孕。
- 有早产史、早产阵痛妊娠早期或中期流产史者。
- 有不良产科病史的孕妈妈。

5 为什么感觉不到胎动

　　胎动指的是胎儿在子宫腔里的活动冲击到子宫壁的动作。一般来说，胎宝宝在孕19周各器官发育基本成形，并逐渐成熟，孕妈妈在怀孕满4个月后，从第5个月开始母体可明显感到胎儿的活动。

　　胎动是胎宝宝健康状况的晴雨表，胎动次数的多少和快慢强弱等表示着胎儿的安危，但胎动受许多因素的影响，包括孕周、羊水多少、测定时间、孕妈妈的情绪状况及用药情况等，不同孕妈妈的个体差异很大。有的孕妈妈到了孕中后期，仍然感觉不到胎动，这可能有以下几个方面的原因：

- 孕妈妈肚皮脂肪过厚，感觉不够灵敏。
- 胎宝宝在休息中，没有活动。
- 胎宝宝发育不够大，活动过于轻微，孕妈妈无法察觉到明显的胎动。

　　因为胎宝宝一般在晚上时较为活跃，孕妈妈如果白天感觉不到胎动，可以试着在晚上临睡前，平躺在床上，然后慢慢翻转到左侧卧，试着等 2 分钟，感觉一下有没有胎动，然后再慢慢恢复到平躺状态，注意平躺的时候脚要伸直。孕妈妈调整自己的睡姿，胎宝宝一般也会随之调整位置，因此比较容易感觉到胎动。

　　妇产科专家指出，如果孕妈妈在孕期的胎动次数过少，预示着胎宝宝宫内缺氧，可能存在安全隐患。此时孕妈妈不必过分紧张，只要怀孕中晚期没有乱用药和剧烈运动，一般不会出现死胎的情况，建议先去医院做个孕检，看看胎心监护是不是正常，如果 B 超检查的各项结果指标是正常的，就表明胎宝宝是安全的，也可以听听医生的建议。另外，注意定期孕检，保持心情愉悦以及充足的睡眠对保证胎儿的正常生长发育也是必不可少的。

6 怎样在家自测胎动

胎动标志着胎宝宝在子宫内睡觉和苏醒的转换，是胎宝宝健康状况的一个重要的参考指标，每一位孕妈妈都应该学会自我监测胎动，为胎宝宝的健康成长保驾护航。

胎动的感觉

胎宝宝在肚子中一天天长大，手脚也变得越来越灵活，动作千变万化，每个孕妈妈的胎动感觉也是有所差异的。此外，在不同的孕周，胎动感受也会有所变化。

孕 16～20 周：此时胎宝宝运动量较小，胎动像鱼在游泳或吐泡泡。

孕 21～35 周：此时胎宝宝活泼好动，胎动主要表现为伸手、踢腿、扭动、翻滚等各种大动作，甚至可以在肚皮上看到胎宝宝突出的四肢。

孕 36 周至分娩：此时的胎宝宝已经发育得非常大了，几乎撑满了孕妈妈的整个子宫，胎动也会有所减少。

胎动有一定的规律性

胎宝宝在腹中的活动是有一定的规律可循的，一般来说，上午 8:00～12:00 比较均匀，下午 14:00～15:00 最少，以后逐渐增多，晚上 20:00～23:00 又增至最高。因此，在家自测胎动也要把握好时间点，上午 8:00～12:00 和晚上 20:00 是测量胎动比较合适的时间。

孕周	星期	日期	胎动次数			合计	12 小时胎动次数
			早 7：00-8：00	中 11：00-12：00	晚 19：00-20：00		
	一						
	二						
	三						
	四						
	五						
	六						
	日						

小叮咛：如果测量胎动时胎宝宝正好睡着了，孕妈妈或准爸爸可以轻轻抚摸腹部，把胎宝宝唤醒，也可以吃些小零食之类的，这样宝宝会容易配合孕妈妈动一动哦。

在家自测胎动的方法

方法一：累计每天的胎动次数

这是比较简单的在家自测胎动的方法，孕妈妈可以自制一个简单的表格，每天早上 8 点开始，看着表测量自己的胎动次数，每感觉到 1 次胎动，就在表格里做个记号，一天累计 10 次及以上，说明胎宝宝一切正常。如果从早上 8 点到晚上 8 点的累计胎动次数不足 10 次，就要尽快去医院检查，以防万一。

方法二：计算固定时间内的胎动次数

孕妈妈每天早、中、晚各测 1 次胎动，将所测得的胎动总数乘以 4，即为每天 12 小时的胎动次数。正常的胎动每小时应不少于 3 次，12 小时胎动数为 30 ~ 40 次，但由于胎儿个体差异大，多者可达 100 次以上。如果每小时少于 3 次，则要把测量的时间延长至 4 ~ 6 小时。

方法三：晚饭后测量

一般来说，胎宝宝在晚上会比白天更为活跃，孕妈妈可以采取晚饭后测量胎动的方法，如饭后 19:00 ~ 23:00，看看出现 10 次胎动所需要的时间。如果超过了 3 小时，就需要尽快去医院检查。

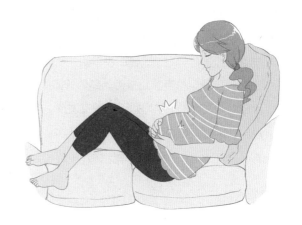

小叮咛：

孕妈妈自测胎动时宜采用左侧卧位或坐位，环境要安静，思想要集中，心情要保持平静愉悦，以确保测量数据的准确性。另外要提醒孕妈妈的是，只要胎动有规律，有节奏，变化曲线不大，都说明胎儿发育是正常的。胎动正常，表示胎盘功能良好，输送给胎儿的氧气充足，胎儿在子宫内生长发育健全。

7 羊水过多或过少怎么办

羊水量能反映胎儿在子宫内的情况，适量的羊水量可保护胎儿并为胎儿提供良好的发育环境，羊水过多或过少均属异常。

妊娠期间，羊水量超过2000毫升，称为羊水过多。羊水过多，往往包括孕妈妈和胎宝宝两个方面的原因，如胎儿畸形、双胎输血综合征、妊娠糖尿病等。对于胎宝宝来说，羊水过多，容易发生胎位异常；对于孕妈妈来说，则会使子宫承受的压力过大，可能引起胎膜早破、脐带脱垂、早产等。

对于羊水过多的处理方法，主要取决于胎儿有无畸形和孕妈妈自觉症状的严重程度。一般方法如下：

- 先去做B超，检查胎儿是否为畸形，如果确诊为畸形，则需要及时终止怀孕。
- 如排除胎儿畸形或孕妈妈无明显的腹部胀痛、行走不便、子宫迅速膨大、呼吸困难等症状，可在严密观察下继续怀孕。
- 对于孕妈妈的孕周已经达到28周以上者，可以采取到医院抽取羊水的方法，以减轻不适症状，延长孕周，提高胎儿的存活率。

妊娠晚期，羊水量少于300毫升，称为羊水过少。羊水过少，对于孕妈妈来说，在出现胎动时会感到腹痛，腹围、宫高均较同期妊娠者小，子宫敏感性高，轻微刺激即可引起宫缩，临产后阵痛剧烈，宫缩多不协调，宫口扩张缓慢，产程延长；对于胎儿来说，早期可致胎儿畸形、肢体残缺，中晚期则容易引起肌肉骨骼畸形，如斜颈、曲背、手足畸形以及肺发育不全等。

羊水过少的处理方法，也取决于胎儿有无畸形和孕妈妈自觉症状的严重程度。一般方法如下：

- 先去做B超，检查胎儿是否为畸形，如果确诊为畸形，应及时终止怀孕。
- 若排除胎儿畸形，孕妈妈无严重并发症，可在2小时之内饮水2000毫升，增加羊水量。
- 产前到医院做羊膜穿刺，注入生理盐水。
- 若妊娠已足月，应尽快破膜引产，必要时选择剖宫产。

8 孕中期可以过性生活吗

一般来说，孕妇进入孕中期后，妊娠处于比较稳定的状态，胎盘也已经形成。只要身体状况良好，可以适度过性生活，不仅可以保护孕妇的阴道健康，而且有助于增强夫妻感情。孕妇体内的胎盘和羊水能起到屏障的作用，使外界刺激得到缓冲，因此也不会对胎儿的生长发育不利。

孕中期过性生活时要注意频率、体位和技巧等，尽量不要压迫到子宫，也不能过于频繁、粗暴。孕早期和孕晚期则要禁止过性生活，以免引起盆腔充血和子宫收缩，导致流产、早产等。

⑨ B 超检查出前置胎盘，怎么办

正常怀孕时，胎盘一般附着在子宫前壁、后壁或侧壁，而所谓前置胎盘，就是指胎盘附着于子宫下段，甚至胎盘下缘达到或覆盖宫颈内口处，其位置低于胎宝宝先露部。这种情况容易导致孕妇无痛性出血，会影响胎儿的生长发育。

孕妈妈在孕中期的 B 超检查中检查出前置胎盘主要有两种情况，一部分孕妈妈会随着孕周的增加，子宫下段形成，使得胎盘受牵拉而逐渐上移，这并非真正的前置胎盘；另外一种情况是，如果在孕 28 周做检查时胎盘仍然处于前置，就需要孕妈妈提高警惕了。一旦出现阴道流血，就要立即在家人的陪同下就医。

前置胎盘的孕妈妈在平常的生活中也要注意以下几个方面：

- 避免搬运重物。
- 运动要适量，不可勉强自己。
- 不要过度劳累。
- 留意每日的胎动是否正常，一旦觉得胎动明显减少时，就要尽快就医检查。

⑩ 诊断出妊娠高血压要怎么调养

妊娠高血压按照病情的严重程度分为轻度和重度。轻者无明显的症状或有轻度的头晕，血压轻度升高并伴有水肿；重者则会出现头痛、眼花、恶心呕吐、血压明显升高、蛋白尿增多、水肿明显等症状。

一旦得了妊娠高血压，孕妈妈需要根据自己的病情需要选择适合自己的调养方式。一般来说，轻度妊娠高血压的孕妈妈可以通过以下几种方式在家调养：

- 多休息，避免过度劳累，保持愉快心情。
- 保证充足的高质量睡眠。
- 食用富含蛋白质、钙、维生素和矿物质的新鲜蔬果等食物。
- 减少动物性脂肪和钠盐的摄入。
- 坚持左侧卧位。
- 合理控制孕期体重。
- 适度按摩，促进局部的血液循环。

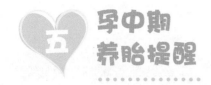

五　孕中期养胎提醒

经历了前面3个月的磨难，孕妈妈终于步入了孕中期，此时，妊娠反应已经没那么激烈了，情绪也有所好转，但是仍要注意生活和饮食上的养胎细节。

① 胃口变好，也要合理增重

进入孕中期，孕妈妈本身的生理变化使皮下脂肪的储存量增加、子宫和乳房明显增大，孕妇本身的基础代谢也增加了 10% ~ 20%。从孕4月开始，大多数孕妈妈的流产概率下降，早孕反应基本消失，情绪转好，孕妈妈因此胃口大好，可以开始补充更多的营养。

不过，孕妈妈即使每天都十分有食欲，也不要大吃特吃，要知道孕中期也是体重迅速增长的时期，此时应合理控制好进食量，理智进食，合理增重，否则把自己和胎宝宝养的太胖，会给自己顺利生产和产后瘦身带来无穷的麻烦。

选择"三餐两点心"的饮食模式

"三餐两点心"，即早、中、晚三餐必须要吃，而且要把时间固定下来。适合孕妈妈的用餐时间为：早餐7~8点，午餐12点，晚餐18~19点。在一日三餐之间，根据需要，可以补充一些点心、果汁、坚果、蛋糕、水果等零食。要注意坚持少吃多餐的饮食原则，一次不要吃太多，既能维护肠胃健康，也能让营养吸收更加充分，合理控制体重增长。

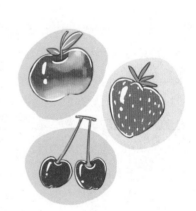

摒弃狼吞虎咽等不良饮食习惯

孕妈妈如果进食时狼吞虎咽，食物不经过充分咀嚼就进入肠胃系统，会使得食物不能与唾液充分接触，导致肠胃不得不分泌足够的胃液来消化食物，长此以往，不但有损肠胃系统的正常工作，还会导致大脑接收饱食信号延迟，使得孕妈妈不知不觉中摄入过量的食物，体重超标。建议孕妈妈将每一餐的进食时间控制在 20 ~ 30 分钟。

喝清淡的肉汤

有些孕妈妈为了加强营养补充，一般会选择每天喝些肉汤，殊不知在吃肉喝汤的同时，可能会摄入过多的脂肪，不仅会造成营养过剩，甚至加快了孕中期的体重增长，增加自身罹患妊娠高血压综合征、妊娠糖尿病等并发症的风险。建议孕妈妈在煲汤时，选择鱼肉、去皮鸭肉、牛肉等脂肪含量低的食物，同时加入一些蔬菜来缓解油腻。在喝汤之前，宜将上面浮着的油撇去。

工作餐要"挑三拣四"

对于还在坚守工作岗位的孕妈妈来说，工作餐的选择至关重要。口味的要求可以降低，但营养的要求一定要达到。应尽可能做到米饭、鱼、肉、蔬菜都有，同类食物尽量种类丰富，避免吃对胎宝宝不利的食物。

经常测量孕期体重

从孕 4 月到孕 7 月，孕妈妈的体重会迅速增长，胎宝宝也在快速地成长。此时，孕妈妈除了定期去医院产检测量体重之外，还可以选择在家自己测量孕期的体重，并对照孕期体重增长表，检测自身的体重增长，及时调整饮食方案，以期达到合理增重的目的。

适当吃些粗粮

粗粮是相对我们平时吃的精米白面等细粮而言的，主要包括谷类中的玉米、紫米、高粱、燕麦、荞麦、麦麸、黄豆、青豆、赤豆、绿豆等。由于加工简单，粗粮中的营养更为丰富，比细粮含有更多的蛋白质、脂肪、维生素、矿物质以及膳食纤维等，其中的膳食纤维，可以帮助孕妈妈预防和缓解便秘，还能帮助其增加饱腹感，控制孕期体重合理增长。建议孕妈妈在孕中期的饮食中做好粗细粮搭配。

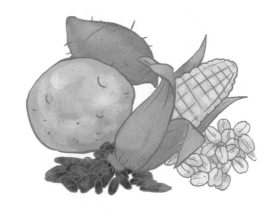

2 均衡膳食，适当补钙、补铁

孕中期的饮食养胎，一定要坚持均衡膳食的原则，并适当补充钙、铁等矿物质，能帮助胎宝宝更好地成长和发育。

坚持合理的膳食结构

进入孕中期，胎宝宝的生长发育很快，孕妈妈的体重也呈现过快增长的趋势，此时如果营养不均衡，孕妈妈往往会出现贫血、水肿、高血压等并发症。要想使摄入的营养均衡，孕妈妈就要注意平衡膳食，做到平时所摄取的食物品种尽可能多样化，并坚持粗细粮搭配、荤素食搭配、主副食搭配，且搭配比例要恰当。其中，副食品可以选择牛奶、鸡蛋、豆制品，以及禽肉类、鱼虾类和蔬果类食物，具体的摄入量可参见下表。

分类	数量	分类	数量
主食（大米、面粉）	350～400克	植物油	25～40克
杂粮（小米、玉米、豆类等）	50克	动物类食品	100～150克
蛋类	50克	动物肝脏	100～150克
蔬菜	400～500克	水果	100～200克

适当补钙

孕妈妈在孕中期适当补钙，一方面能避免自身出现腿抽筋的孕期不适，另一方面，则为胎宝宝的骨骼及脑组织发育补充必要的营养物质。从第20周开始，在饮食中要有意安排富含钙质的食物摄入，特别对于孕吐反应剧烈的孕妈妈，更是如此。含钙丰富的、适合孕妈妈吃的食物主要有海带、芝麻、虾皮、豆腐等豆制品等。另外，每天喝一杯牛奶、多晒晒太阳等也是补钙的良好方式。

适当补铁

孕中期的新陈代谢加快，母体的需铁量增加，用以供给胎宝宝血液和组织细胞日益增长的需要，孕妈妈自身也要储备铁，以备分娩和产后哺乳之需。含铁丰富的食物有木耳、海带、瓜子、樱桃、蛋黄、猪瘦肉、虾等。

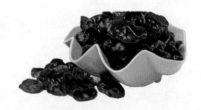

③ 花点时间给宝宝做胎教

美国著名的医学专家托马斯的研究结果表明，胎儿在六个月时，大脑细胞的数目已接近成人，各种感觉器官趋于完善，对母体内外的刺激能做出一定的反应。由此可见，科学胎教至关重要，胎教不同于宝宝出生后的教育，它是通过各种适当的、合理的信息刺激，促进胎儿各种感觉功能的充分发育，为其出生后的身心和人格智力的发展打好基础。

归纳起来，孕期生活中实施胎教的方法有很多种，在不同的孕周，有不同的方法。而在孕中期，孕妈妈适合的胎教方法主要有以下几种。

音乐胎教（从怀孕第 16 周开始）

建议孕妈妈选择舒缓轻柔、旋律明朗、温和自然、节奏和妈妈的心跳相近的乐曲，如莫扎特的 EQ 音乐、大自然的河川、溪流声、虫鸣鸟叫声等都是不错的选择，具有安抚胎儿、调节昼夜规律的作用。切忌不要听太过嘈杂的音乐，因为胎宝宝并不喜欢听到高振动频率的音波。

美育胎教（从怀孕第 20 周开始）

经常欣赏艺术作品可以增强人的审美和感受力，从孕 20 周开始，孕妈妈可以尝试着带着肚子里的宝宝一起多去展览馆、美术馆等欣赏艺术作品，把艺术的美丽传达给宝贝哦！

抚摸胎教（从怀孕第 20 周开始）

孕妈妈或者准爸爸可以用手在孕妈妈的腹部轻轻抚摸胎宝宝，或者用手指对胎体轻轻按压几下，胎儿会作出反应。通过孕妈妈肚皮给胎儿触觉上的刺激，促进宝宝感觉神经和大脑的发育。还可以边抚摸边跟宝宝讲话，以加深感情。

语言胎教（从怀孕第 24 周开始）

从孕 24 周开始，孕妈妈和准爸爸每天都可以跟肚子里的胎宝宝说说话，比如早上起床打打招呼，晚上睡前说一句"晚安"，不时地把自己看到的东西分享给宝宝等。这些不仅是语言胎教的重点，也是建立亲子关系的关键。

④ 预防妊娠纹的技巧

妊娠纹的形成主要是由于妊娠期激素的影响，加之孕妈妈腹部膨隆使皮肤的弹力纤维与胶原纤维损伤或断裂，腹部皮肤变薄变细，出现一些宽窄不同、长短不一的粉红色或紫红色的波浪状花纹。分娩后，这些花纹会逐渐消失，留下白色或银白色的有光泽的瘢痕线纹，即妊娠纹。孕妈妈一旦步入孕中期，随着腹中胎儿的渐渐长大，孕妈妈的体重不断增加，子宫也逐渐变大，皮肤的代谢速度跟不上子宫的增长速度，极易出现妊娠纹。

纵横交错的妊娠纹主要出现在孕妈妈的腹壁上，也可能出现在大腿内外侧、臀部、胸部、后腰部及手臂、乳房等上面，初产妇最为明显。妊娠纹一旦形成，几乎是不可能完全修复的，并伴随皮肤松弛、乳房下坠、腹部脂肪堆积，不仅会影响孕妈妈的体态美观，也会使心情不畅，影响身心健康。因此，早干预是预防或避免妊娠纹的重要手段，一般建议孕妈妈在孕 4 月进行防护。

妊娠纹的预防技巧	
控制体重增长	在怀孕时，孕妈妈体重会有所增长，每个月体重增加不宜超过 2 千克，整个怀孕过程应控制在 11～14 千克。要保证均衡、营养的膳食，避免过多摄入碳水化合物和过剩的热量，导致体重增长过多
增加皮肤弹性	孕妈妈可以多吃富含蛋白质和维生素的食物，以此增加细胞膜的通透性和皮肤的新陈代谢功能。除了饮食外，孕妈妈还可以做适度的运动或轻便的家务，增加腰腹部、臀部、乳房、大腿内侧等部位的皮肤弹性
适当按摩	按摩时配合防纹霜使用，不仅让按摩更容易进行，并保持肌肤滋润，避免过度强烈的拉扯。建议孕妈妈从怀孕 3 个月开始到生完后的 3 个月内坚持腹部按摩
使用托腹带	准妈妈在孕 4 月时，就可以使用托腹带来减轻腹部和腰部的重力负担，减缓皮肤向外、向下过度延展拉伸
多吃富含胶原蛋白和膳食纤维、维生素 C 的食物	这些营养素能增加细胞膜的通透性和皮肤弹性，减轻或避免妊娠纹的生长

⑤ 腰酸背痛要留意

孕中期，胎宝宝的不断生长发育对母体造成的压力越来越大，此时孕妈妈身体前方的重量增加，导致上半身必须后仰才能维持重心，保证身体的稳定，因而易对脊椎、韧带、肩膀造成极大的负担，再加上孕期激素的变化，使得孕妇的关节韧带松弛，极易产生腰酸背痛等不适。

孕中期出现腰酸背痛的情况，属于正常现象，但只要孕妈妈用心留意，并采取适当的保健措施，就可以减轻疼痛，轻松缓解腰酸背痛。

- 从孕早期开始坚持做散步，以加强腰背部的柔韧度。
- 注意保暖，避免睡背部受凉。
- 穿弹性袜和低跟鞋，尽量把重心往后调整。
- 坐下时可在腰部的位置上放一个软枕，增加腰部的承托力，或者把脚放在小凳上，双腿弯曲。
- 走路时应双眼平视前方，把脊柱挺直，并且把身体重心放在脚跟上，让脚跟至脚尖逐步落地。
- 睡觉时，若为侧卧位，需把双腿一前一后弯曲起来；若为平躺位，在躺下时，可以先把双腿弯曲，支撑起骨盆，然后轻轻扭动骨盆，直到腰部舒适地紧贴床面为止。
- 适当控制体重的增长，避免胎儿过大或孕妈妈过于肥胖，以减少脊柱及腰脊肌的负荷。
- 避免长时间站立和步行，减少下半身受到的压力。
- 避免睡过软或过硬的床垫。
- 避免提重物，需要弯腰取物时，保持背部挺直，弯曲下肢，抓起东西然后伸直双腿拿起来，避免腰部弯曲用力。
- 腰痛严重的，可用腹带托起增大的子宫，减少腰肌张力。
- 必要时进行局部的热敷、按摩，促进血液循环。

如果孕妈妈经过长时间的休息之后，腰酸背痛的症状还没有改善，这时需及时就医，以找出原因，合理治疗。由于子宫增大，孕妈妈的输尿管会变粗，积张力减小，蠕动减弱，尿流动的速度减慢，有时会引起感染。在妊娠中期的时候，会引起肾盂和输尿管的扩张，容易压迫右侧输尿管和右侧神经，引发慢性的肾盂肾炎，进而导致腰背部疼痛。

⑥ 适当运动好处多

进入孕中期，很多孕妈妈的早孕反应已经消失，身体逐渐适应妊娠的变化。此时进行适量的运动，不仅能改善母体血液循环，改善孕期不适，还能促进胎宝宝的大脑和骨髓发育，帮助自然分娩。

孕中期适合的运动

由于孕妈妈生理情况特殊，在选择运动项目时应慎之又慎，既要考虑到运动的安全性，又要考虑运动效果。一般孕妈妈适合做以下运动。

散步。有科学研究证实，散步可增以强孕妇心血管的功能，有利于胎儿大脑发育，使其更聪明，还能使分娩变得顺利。孕妈妈可以在天气晴朗的上午或傍晚，穿着一双舒适的鞋，到户外适时散步。

游泳。游泳是全身性的运动，可以改善心肺功能、增强体力，是孕期较为安全、有效的锻炼方式。如果条件允许，在恒温、卫生的泳池游泳对孕妇来说是个不错的选择。不过不建议不会游泳的妈妈在孕期游泳。

孕妇瑜伽。孕妇瑜伽是一种为孕妇量身定制的瑜伽方式，较为注重呼吸、坐姿、冥想和一些简单的体位，被视为保持健康、平静心灵、生育准备、产后塑身的良方。孕妈妈可以在专业瑜伽教练的指导下练习，可每周安排 2 ~ 3 次，每次运动 15 ~ 30 分钟，以循序渐进、由少至多、量力而为的方式进行。

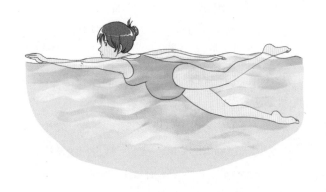

孕中期运动注意事项

孕妈妈在孕中期做运动时，要量力而行，具体注意事项如下：

● 是否适合运动，建议先咨询医生。由于每个孕妇生理情况不同，在决定运动锻炼之前，最好先咨询产检医生，并遵从医生的建议。一般，有习惯性流产史；患有心血管疾病或有呼吸系统疾病；怀孕期间出现下体点滴性出血或大量出血现象；宫颈关闭不全等情况的孕妈妈通常不宜运动。

- 注意运动强度，避免剧烈运动。孕妈妈运动量的大小以心率在每分钟 140 次以下，运动后自感舒适、无疲劳感为宜。

- 避免以仰卧姿势做运动，因为胎儿的重量会影响血液循环；做伸展运动时要避免过分拉扯肌肉及关节。

- 孕妈妈在运动中，若感觉有头晕、恶心、局部疼痛、极度疲劳时，应立即停止运动，并及时休息。

7 关注口腔健康

怀孕期间，由于内分泌的改变，孕妈妈的牙龈多有充血或出血，如果饮食结构不当，还会出现牙周炎等。另外，个别的孕妈妈口腔会出现部分牙龈胀或全口牙龈肿胀以及牙龈明显增生等口腔问题。

一旦出现以上这些口腔问题，孕妈妈要及时咨询口腔科医生，不要盲目选择拔牙，需听取医生的建议再做处理。另外，平时也要注意保持好口腔卫生，才能减少口腔问题的发生和发展。

- 养成每日早晚刷牙，饭后漱口的好习惯。

- 孕期摄取充足钙质。胎儿骨骼形成需要大量的钙质，孕妈妈的牙齿最容易由于受到酸性物质的腐蚀而引起龋坏。孕妈妈在孕期应多吃一些富含钙质的食物，如虾皮、牛奶、豆制品等，以补充自身及胎宝贝对钙的需要，还能保护自身的牙齿健康。

- 多吃粗纤维食物。进食粗纤维食物时，能使咀嚼时间延长，咀嚼力增加，对牙周组织产生正常的生理性刺激，有利于健齿固齿。同时，粗糙食物对牙齿表面摩擦力较大，有利于清洁黏附于牙面上的菌斑，降低龋病发生。

- 多吃新鲜蔬果，新鲜蔬果中所含的维生素可以帮助牙龈恢复健康，缓解牙龈出血，清除口腔中过多的黏膜分泌物和废物。尤其是富含维生素 C 的蔬果，效果更显著，如西蓝花、西红柿、柑橘类水果等，可帮助孕妈妈缓解牙龈红肿发炎的症状。

- 适当使用洁牙工具。牙线、漱口水是辅助洁牙的好帮手。牙线多用尼龙、涤纶或丝线制成，呈扁形，用以剔除牙刷不易刷到的牙缝中的食物残留和牙面上的软垢。为了方便，孕妈妈也可以准备漱口水清洁口腔。

- 选用软毛牙刷。妊娠期间，内分泌系统会发生很大变化，牙龈黏膜充血、水肿，孕妈妈应选用软毛牙刷，每 3 ~ 6 个月更换 1 次。

- 经常叩齿使牙齿坚固。上下叩齿动作不仅能增强牙齿的坚固性，同时可增加口腔唾液分泌量，唾液中的溶菌酶具有杀菌、洁齿的作用。

8 积极调养便秘

从进入孕 4 月开始，孕妈妈的子宫会随着腹中胎儿的增长而不断扩大，增大的子宫向后压迫直肠，就会引起或加重便秘。此时孕妈妈不用愁，只要摆正心态，积极从饮食、运动、生活细节等方面进行调养，就能轻松缓解便秘等肠胃不适。

多喝水

孕妈妈应保证每天 6 ~ 8 杯的饮水量，如果不喜欢喝白开水，也可以用新鲜的果汁、蔬菜汁代替。

多吃富含膳食纤维的食物

谷物、新鲜的水果和蔬菜中都含有大量的膳食纤维，可以加速孕妈妈的肠胃蠕动，帮助排便。

多运动

孕妈妈在孕中期可以尝试着用散步、游泳等运动方式促进腹部的肠胃运动，缓解便秘。

不要拖延和等待

一旦产生便意，孕妈妈要及时去厕所排解，切不可拖延，以免肠道产生不必要的排便依赖，不利于及时排便。

9 做好头发护理

怀孕后，由于雌激素的大量分泌会导致孕期毛发增多，很多应在孕期正常脱落的头发没有脱落，一直保存到产后，多余的毛发将自行脱落。因此，有一些新妈妈的头发会变得稀疏而没有光泽。因此，建议孕妈妈在怀孕期间就要重视头发的保养。

- 不要随意更换洗发水。一般来说，孕妈妈的发质如果没有因为孕期雌激素的改变而发生太大的变化，建议继续沿用之前用的洗发水的品牌，不要随意更换，否则皮肤一旦出现不适应，就容易导致过敏。

● 适当为头发补充蛋白质营养。有的孕妈妈在孕期可能会出现发质变干、变脆等现象，这是头发缺乏蛋白质营养素所导致的，此时可以使用些富含蛋白质营养的护发素，能明显改善发质。

● 孕妈妈千万不可为了爱美之心随意地染发、烫发等，其含有的化学成分会给胎宝宝带来不利影响。

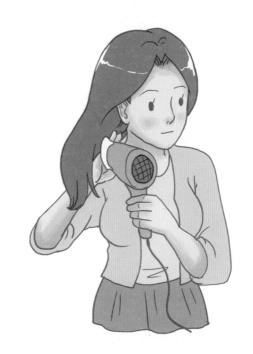

⑩ 注意乳房护理

从孕5月开始，乳房会持续增大，不适感消失，乳头中一般能挤出初乳，乳头凹陷的症状开始出现，这会给产后哺乳带来极大的困难。为了使宝宝出生以后能吮吸到甘甜多汁的母乳，孕妈妈从孕中期开始就应该进行乳房的正确护理。

● 坚持每天用温水擦洗乳房，然后涂抹植物油，待乳头上的积垢软化后，再用清水洗净，毛巾擦干即可。

● 坚持每天做乳房护理，用湿毛巾擦洗乳头，再用手轻轻提拉、牵拉、捻转乳头，直至分娩。

● 每天早上起床和晚上睡觉前用手由乳房周围向乳头旋转按摩5～10分钟，至乳房皮肤微红为止，最后再提拉乳头5～10次。

● 有乳头内陷问题的孕妈妈，应从孕5月就开始纠正。孕妈妈可以在每日清晨或入睡前，把两个大拇指放在靠近凹陷乳头的部位，适度用力下压乳房，以突出乳头，然后逐渐从乳晕的位置向外推，重复4～5次，待乳头稍稍突起后，用拇指和食指轻轻捏住乳头根部，向外牵拉。在纠正乳头时，应先将双手洗净，指甲修减整齐，不要留长指甲，以免划伤肌肤。

准妈妈们要注意，在进行乳房按摩的时候，用力要轻柔，因为女性的乳房，尤其是乳头是非常敏感的部位，护理不当易引起宫缩。另外，有早产史、流产史或乳房护理时出现宫缩的孕妈妈不要做此项按摩。

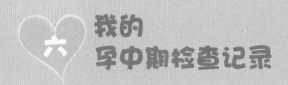

● 检查实记

请在做过的检查前打"√"

常规检查项目

☐ 血压

☐ 体重

☐ 宫底高度

☐ 腹围

☐ 胎心率

☐ 唐氏筛查（妊娠中期非整倍体母体血清学筛查）

☐ B 超大排畸（胎儿系统 B 型超声筛查）

☐ 血常规

☐ 尿常规

☐ 妊娠糖尿病筛查（75g OGTT）

备查项目

☐ 羊膜腔穿刺进行胎儿染色体检查

☐ 宫颈评估（B 型超声测量宫颈长度，早产高危者）

☐ 抗 D 滴度复查（Rh 阴性者）

☐ 宫颈阴道分泌物 fFN 检测（早产高危者）

- **医生交代的事情**

_____

_____

_____

_____

_____

_____

- **孕妈妈心语**

_____

_____

_____

_____

_____

_____

_____

_____

_____

_____

_____

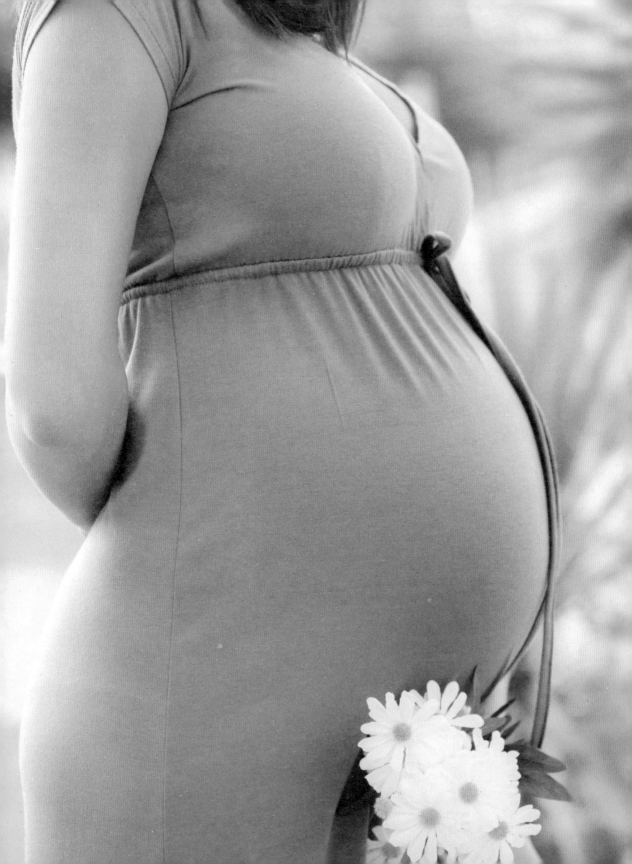

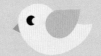

Chapter 4

孕晚期检查，
频繁但要有针对性

孕28周以后，准妈妈进入孕晚期，随着腹部的逐渐膨
隆，孕期的种种不适在此时或许更严重。此时的产检变得频
繁，而且针对性很强，每一次的产检只为保障准妈妈和宝宝
的安全。只要准妈妈和胎宝宝齐心协力闯过这最后一关，就
能与宝宝见面了！

终于到孕晚期了，我们的孕育之路已经成功了一大半了，但是新的担心又来了，这个时候如果再出现什么异常情况可能压力更大。而且孕晚期我们身体方面的变化比较大，一些不适症状也更加明显，不仅考验我们的身体也在考验我们的心理。

这时候我们对于宝宝的监测通过自数胎动就基本可以掌握了，我在这十几年的临床工作中经常会遇到很多新手妈妈，在数胎动的时候掌握不到要领，有时候1小时记的胎动有四十几次，赶紧来医院就诊，结果什么事情也没有。

一般来说，在正餐后卧床或坐位计数，每日3次，每次1小时。每天将早、中、晚各1小时的胎动次数相加乘以4，就得出12小时的胎动次数。正常情况下，平均每小时胎动在3次以上，12小时胎动30次以上（最多能达百次），表明胎儿情况良好，少于20次意味着胎儿可能有宫内缺氧，少于10次说明胎儿有危险。如12小时胎动小于10次，或逐日下降50%而不能复原者，说明胎儿在宫内有异常，应立即到医院检查——连续胎动或在同一时间感到多处胎动，只能算一次胎动，等完全停止后，再接着计数。

据研究发现，观察胎动的变化规律及胎动的力度比胎动的次数更重要，有的孩子爱动，有的不爱动，如果一直是这样，就没有什么关系。但是如果30周以后，爱动的孩子哪天不怎么动了，或者不爱动的孩子突然动得很厉害，然后又不怎么动了，就要引起关注，赶紧去医院找妇产科医生看看。

胎动是胎儿在宫内安危的一个重要指标，通过胎动计数可以了解胎儿在宫内的情况。例如胎动减少就是胎儿宫内缺氧的一个重要信号，常见于胎盘功能减退、胎儿宫内缺氧，是胎儿宫内窘迫的重要信号。胎儿缺氧是导致胎死宫内、新生儿夭折、儿童智力低下的主要原因。胎动完全停止后，24~48小时内胎心也会消失。但是胎动过频往往是胎动消失的前驱症状，也应予以重视。

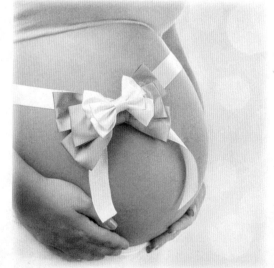

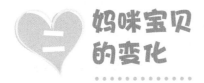

二 妈咪宝贝的变化

孕晚期，准妈妈的身体越来越笨重，宝宝也在加紧成长。下面我们一起来看看孕妈妈和胎宝宝各自在此时期的变化吧！

1 宝宝成长日志

孕8月：具备独立的生存能力

胎宝宝的头发、手指、脚趾、眼睫毛已经样样俱全。孕妈妈会感觉胎宝宝最近动得比以前少了，别担心，这是因为宝宝长大了，活动空间相对变小了。

第29周：本周胎宝宝身长约41厘米，体重大概1300克。虽然宝宝越来越大，但并不妨碍他在妈妈肚子里不停地变换体位。胎宝宝的肌肉和肺继续发育，皮下脂肪也初步形成，视觉发育已相当完善。

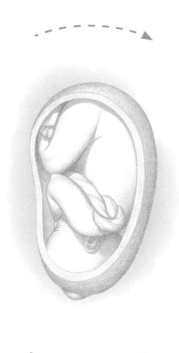

第30周：本周胎儿身长约42厘米，体重1400~1500克。胎儿占据子宫的空间越来越多，羊水也会有所减少，皮下脂肪继续增长。此时胎儿的头部发育非常迅速，听觉器官已经大致发育完成。

第31周：在这一周里，胎儿会经历一个发育高峰，各个器官继续发育完善，肺部和消化系统也基本发育完成。胎宝宝每天会喝进羊水，然后经膀胱排出尿液，进行小便功能的锻炼。

第32周：本周胎宝宝身长约43厘米，体重1600~1700克。胎宝宝的手指甲和脚趾甲已经完全长出来了，肺和胃肠道功能已接近成熟，已具备呼吸能力，能分泌消化液。此时的胎儿已转成头部向下的体位，准备娩出。

孕9月：体重增长迅速

从本月开始，胎宝宝的体重增加将会非常明显，外形会更加漂亮。此时的胎宝宝呼吸系统、消化系统、生殖器官发育已近成熟，出生存活率可达99%。

第33周：胎宝宝身长为43～48厘米，体重在1800克左右。现在的胎宝宝长出了一头胎发，软软的骨头都在变硬，但颅骨还是软软的。

第34周：胎宝宝身长约45厘米，体重2300克左右。此时胎宝宝，头部已经进入骨盆，紧压在妈妈的子宫颈口。

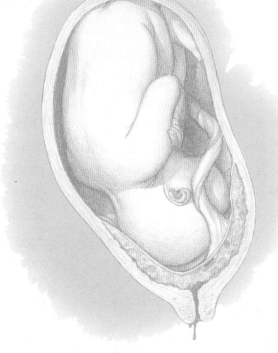

第35周：本周胎宝宝身长约50厘米，体重在2500克左右。

第36周：胎宝宝身长变化不大，体重约2800克。到本周末，胎宝宝就足月了。

孕10月：只待瓜熟蒂落

胎宝宝在本月的活动越来越少，器官已发育完好，表情和动作相较之前越来越多样化，这时的胎儿已经与足月新生儿一样，随时准备诞生了。

第37周：胎宝宝仍然在生长，身长约51厘米，体重约3000克。胎儿神经细胞数目已基本发育完成，头发已经长得又长又密，头部已完全入盆。

第38周：胎宝宝的身长约52厘米，体重约3200克。胎宝宝身上覆盖的一层绒毛和大部分胎脂在逐渐脱落，并随着羊水吞入胎宝宝的肚子里。

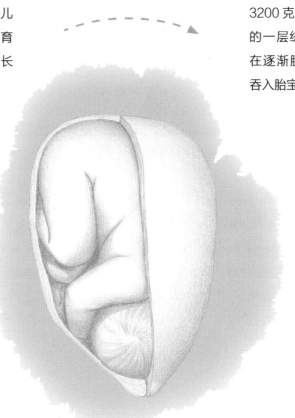

第39周：胎宝宝的身长约53厘米，体重可达到3400克。宝宝的脂肪以14克/天的速度增长。

第40周：胎宝宝的腹部要比头部稍微大些，脂肪的比例非常大，占胎儿体重的15%左右。

② 妈妈的正常生理变化

孕8月：与胎宝宝一起加油

孕妈妈较孕前已增重5千克左右，行动越来越吃力。这个月底胎动感觉明显减少，肚子偶尔会一阵阵变硬发紧，这是不规则宫缩的表现，不必过分担心。

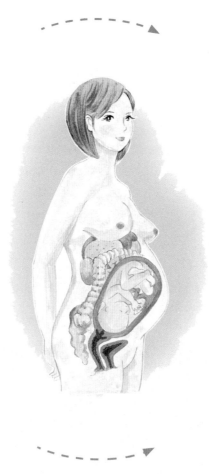

第29周：此时的孕妈妈比孕前增加了8.5~11.5千克。子宫的顶部大约比肚脐高7.6~10厘米，不断增大的胎儿进一步挤压到孕妈妈的内脏，便秘、水肿、腰背不适和呼吸困难等状况可能会进一步恶化。

第30周：此时的孕妈妈子宫已上升到横膈膜处，这会让你感到呼吸困难、喘不上气来，但这并不会影响到胎儿的氧量供给。此时，孕妈妈的消化系统也会随着体内激素的变化而运作缓慢，尤其是胃部，吃饭后往往容易觉得不适。

第31周：此时的孕妈妈腹部有些紧张，呼吸困难和胃部不适仍然折磨着你。孕妈妈的血容量此时比孕前增加了40%~50%，以保证供给胎宝宝足够的养分与氧气，同时也为分娩时出血储存货源。

第32周：相较上周，体重估计又增加了0.25千克，子宫已经超过肚脐大约12.5厘米，由于子宫压迫到横膈膜上的压力，还是会继续让你感觉到呼吸不畅。

孕9月：坚持就是胜利

孕妈妈进入怀孕过程中最为烦恼的时候，身体的一系列变化都在为分娩做准备。腹部继续向前挺进，身体越来越沉重，此时的孕妈妈行动笨拙，一不留意就会引起腰部外伤。

第33周：孕妈妈的体重大约增加了10~12.7千克，手、脚、腿等可能都会出现水肿。随着胎宝宝头部的下降，呼吸不畅和胃部不适都会有所缓解。

第35周：孕妈妈的子宫壁和腹壁变得很薄，胎儿活动时可以看到腹部凸显的样子。随着胎头的下降，会出现腹部坠感。

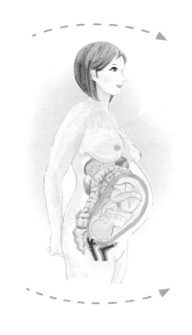

第34周：此时的孕妈妈宫顶部已经超过肚脐大约13.75厘米。随着胎头的入盆，接下来可能会有尿频、便秘、宫颈口胀等症状出现。

第36周：孕妈妈的体重在本周达到最高峰，胸部的压抑感会消失，白带增多，宫缩次数会增加，子宫颈和阴道变得柔软。

孕10月：静待宝宝降临

孕妈妈应提前选择合适的分娩方式，等待宝宝的降生。一旦孕妈妈出现宫缩、见红等情况时，要迅速赶往医院进行分娩。

第37周：从本周开始孕妈妈子宫内的羊水会减少，从而给逐渐增大的宝宝腾出更大的空间，宫缩的频率继续增加，便次增加，阴道分泌物增多。

第39周：孕妈妈的体重、宫高等数值已经基本稳定，但随着胎头的下降，尿意、便意会加剧，宫缩可能会更加明显。

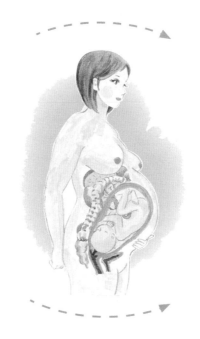

第38周：孕妈妈的体重可能会停止增长，但身体依然会越来越感到沉重。孕妈妈膀胱仍然会因为子宫的挤压而经常产生尿意。

第40周：孕妈妈的宫底又回到32周时的高度。孕妈妈子宫内原来清澈透明的羊水会变得浑浊，胎盘功能也开始退化。

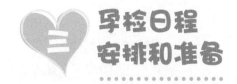

三 孕检日程
安排和准备

孕期的最后阶段，孕妈妈和胎宝宝随时发生着变化，此时，产检的安排会安排得频繁一些，尤其是临近产期，孕妈妈的产检安排和准备要更加合理，以应对可能会发生的不同的状况。

1 孕晚期产检时间、项目安排

从孕29周开始，孕妈妈就进入了孕晚期，这时的产检开始变得频繁起来，孕29～36周，每2周产检一次，孕36周后每星期一次。此时期的产检基本项目没有明显变化，只是更关注于妊娠糖尿病、妊娠高血压等高危因素，然后对于分娩方式的选择要结合临床和实际进行合理的分析。

孕晚期产检时间和项目安排		
产检周数	**常规检查及保健**	**备查项目**
28～31+6 周	血压、体重、宫底高度、腹围、胎心率、胎位； 产科 B 型超声检查； 血常规、尿常规	B 型超声测量宫颈长度或宫颈阴道分泌物 fFH 检测
32～36+6 周	血压、体重、宫底高度、腹围、胎心率、胎位； 血常规、尿常规；	GBS 筛查（35～37 周）； 肝功能、血清胆汁酸检测（32～34 周，怀疑 ICP 孕妇）； NST 检查（34 周开始）； 心电图复查（高危者）
37～41+6 周	血压、体重、宫底高度、腹围、胎心率、胎位、宫颈检查（Bishop 评分）； 血常规、尿常规； NST 检查（每周 1 次）	产科 B 型超声检查； 评估分娩方式

② 孕 28～31⁺⁶ 周：B 超评估胎儿体重

B 超检查

孕 32 周之后，胎儿迅速生长，羊水相对减少，胎儿与子宫壁贴近，胎儿的姿势和位置相对恒定。这次的 B 超检查结果主要是用于评估胎儿的大小，观察胎儿胎位、胎盘成熟度、羊水量、脐动脉血流情况，估计胎儿体重为选择分娩方式及能否顺利分娩提供信息。如果羊水过少、胎儿脐带绕颈现象，需结合临床再考虑是否继续妊娠。

胎儿过大

胎宝宝体重达到或超过 4000 克以及胎头双顶径大于 9.5 厘米者称为巨大儿。胎儿大，如若顺产可能会引起胎儿臂丛神经损伤、锁骨骨折、颅内出血、肩难产、新生儿窒息，甚至死亡。对孕妈妈而言，可能会引起严重的软产道裂伤，甚至子宫破裂，损伤膀胱、直肠等，易导致感染。当孕妈妈子宫收缩乏力，会使产程延长，易导致产后出血。由于盆底组织损伤，日后可导致子宫脱垂。胎儿过大，选择剖宫产的孕妈妈剖宫术后易引发伤口感染、腹腔粘连、子宫内膜异位等症。医学研究证明，剖宫产的新生儿因未经产道挤压，不易适应外界环境的骤变，不能及时排出呼吸道液体，肺部的并发症明显高于顺产分娩者。此外，巨大儿中发生心脏畸形的比例高于一般正常体重儿，并且在长大后患肥胖症的几率也较大，将成为糖尿病、高血压等多种疾病的易患人群。

胎位异常

妊娠 30 周后，大多数胎儿都是头部朝下、脸部朝向孕妈妈的脊柱、背部朝外，此胎位有利于顺产。胎儿在子宫体内的位置不正，较长见于腹壁松弛的孕妈妈和经产妇，胎位异常包括臀位、横位、枕后位、颜面位等。胎位异常以臀位多见，而横位对孕妈妈和胎宝宝的危害最严重。胎位异常会导致继发宫缩乏力，使产程延长，常需手术助产，容易发生软产道损伤，增加产后出血及感染机会，若胎头长时间压迫软产道，可发生缺血坏死脱落，形成生殖道瘘。颜面位的胎儿如若顺产，其面部受压变形、颜面皮肤青紫、肿胀，尤以口唇为著，从而影响吸吮，严重时可发生喉头水肿影响吞咽及呼吸。所以，只有依靠 B 超检查确定胎位后，结合其他因素，才能全面的考虑分娩方式，选择最合适的分娩方式。此时的胎位不一定是最终胎位，部分胎宝宝在临产时胎位也会改变，临产前还需要再做一次 B 超，以确保万无一失。

3 孕 32～34^{+6} 周：妊娠高血压综合征筛查、胎心监护

妊娠高血压综合征筛查

怀孕 20 周以后，尤其是怀孕 32 周以后是妊娠高血压综合征的多发期。妊娠高血压疾病病情复杂、变化快，分娩和产后生理变化及各种不良刺激均可能导致病情加重。因此，孕妇进行妊娠高血压综合征筛查，评估孕妇患病风险，争取做到早发现早治疗，以防不良临床结局的发生。

疾病影响

妊娠高血压综合征易引起胎盘早期剥离、子痫、心力衰竭、凝血功能障碍、脑出血、肾衰竭及产后血液循环障碍等。会使胎宝宝出现宫内缺氧、发育迟缓、早产，宝宝出生后低体重，可能会有肺炎、肺透明膜病等呼吸系统疾病。

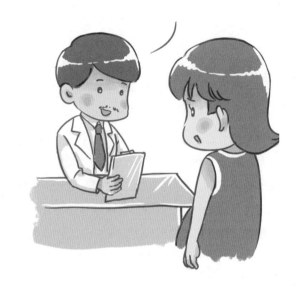

易患人群

● 初孕年龄过大或过小者。年轻的孕妈妈（小于 18 岁）以及高龄初产孕妈妈（大于 35 岁）是妊高征的高发人群。

● 各种原因导致子宫张力过高者。羊水过多、双胎、糖尿病、巨大儿及葡萄胎等都会使子宫张力过高，引起高血压。

● 有高血压家族史者。调查显示，40% 的妊高征有家族史。特别是至亲的妈妈或骨肉相连的姐妹有高血压的准妈妈更易患妊高征。

● 孕前患有疾病的人群。孕前已被确诊患有慢性高血压、肾炎、糖尿病等的孕妈妈，也是妊高征的高发人群。孕前超重或营养不良的准妈妈也易患妊高征。

评估和监测

了解孕妇有无头痛、胸闷、眼花、上腹部疼痛等自觉症状。积极检查血压、血尿常规。注意体重指数、水肿情况、尿量、胎动、胎心监护。进行特殊的检查，包括眼底检查、凝血指标、肝

肾功能、血脂、血尿酸、电解质等检查以及检查胎儿发育情况、B超监测胎儿状况和脐动脉血流等。

疾病判断

判断孕妈妈患有妊高征的条件：孕前及妊娠20周以前无高血压、蛋白尿和（或）水肿、抽搐等症状。孕20周后，血压高达160/110毫米汞柱甚至更高，24小时内尿蛋白量达到或超过5克，可有不同程度的水肿，妊高征发作时还会出现头痛、眼花、恶心、呕吐，甚至抽搐、昏迷等症状。以上条件仅供参考，实际以医生的诊断为准。

胎心监护

在怀孕34周后，孕妈妈每周去医院产检时，都要进行胎心监护，目的是通过检测胎动和胎心率来反映胎儿神经系统状态及胎儿宫内健康状况和预测胎儿宫内储备能力。胎心监护仪能连续、动态观察和记录胎心率的变化，并可同时配以子宫收缩仪以了解胎心与胎动及宫缩的动态关系进行仔细分析。

胎心监护是通过绑在孕妈妈身上的两个探头进行的，一个绑在子宫底部，是压力感受器，其主要作用是了解有无宫缩及宫缩强度；另一个放置在胎儿的胸部或背部，进行胎心的测量。仪器的屏幕上有胎心和宫缩的相应图形显示，孕妈妈可以清楚地看到自己宝宝的心跳。另外一个按钮，当孕妈妈感觉到胎动时，可以按压此按钮，机器会自动将胎动记录下来。胎心记录仪将胎心的每个心动周期计算出来的心跳数，一次描记载图纸上以显示胎心的每个心动周期计算出来的心跳数，一次你描记在图纸上以显示胎心基线变化。在一定范围内，胎心基线变化表示胎儿中枢植物神经调节和心脏传导功能建立，胎心有一定的储备力。

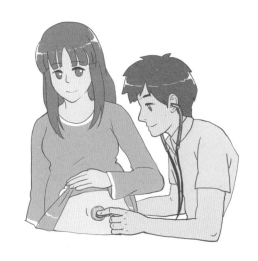

胎心率上升幅度超过15次/分，持续时间大于15秒，称为加速反应。当胎心监护显示无加速反应结果称之为NST无反应型。提示胎儿可能处于睡眠期；也可能是胎盘功能不良、胎儿窘迫。这时准妈妈们先不要惊慌，首先回忆一下近期的胎动情况。如果胎动良好，而且进行胎心率监护之前还能感知胎动，休息20~40分钟待胎儿睡醒后再复查；

如果自觉胎动异常则需要及时告知医生，进一步检查处理。

　　胎心监护只能在特定时段检测，不能按照需要检测，所以，为了胎宝宝的健康，孕妈妈需要养成每天自行检测胎动的习惯。

附：胎心监护报告单

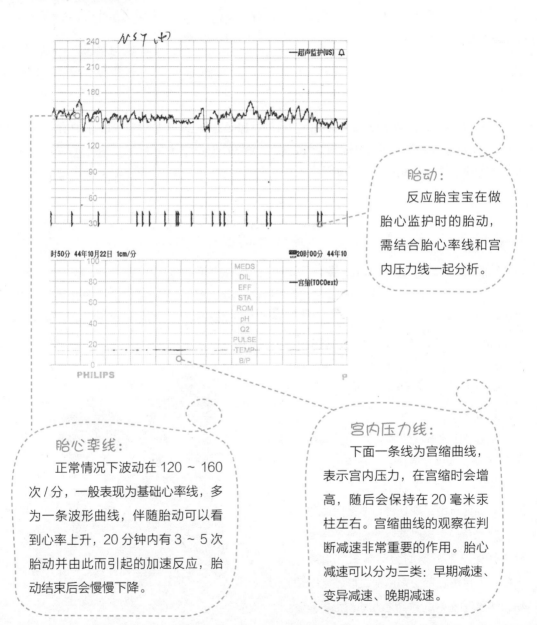

胎动：
　　反应胎宝宝在做胎心监护时的胎动，需结合胎心率线和宫内压力线一起分析。

胎心率线：
　　正常情况下波动在 120～160 次 / 分，一般表现为基础心率线，多为一条波形曲线，伴随胎动可以看到心率上升，20 分钟内有 3～5 次胎动并由此而引起的加速反应，胎动结束后会慢慢下降。

宫内压力线：
　　下面一条线为宫缩曲线，表示宫内压力，在宫缩时会增高，随后会保持在 20 毫米汞柱左右。宫缩曲线的观察在判断减速非常重要的作用。胎心减速可以分为三类：早期减速、变异减速、晚期减速。

小叮咛:

孕妈妈选取自己舒服的姿势进行 20 分钟的监测。如果 20 分钟内胎动次数超过 3 次，每次胎动时胎心加速超过 15 次 / 分，并且没有太频繁的宫缩出现是正常现象。

④ 孕 35 ～ 36⁺⁶ 周: GBS 筛查、阴拭子检查、骨盆测量

GBS 筛查

到了孕晚期，需要在产检时接受 B 族链球菌检测，即 GBS 筛查。15% 的女性的阴道及其周围皮肤里都有 B 族链球菌。虽然这种细菌对准妈妈无害，但是一旦分娩时出现了感染，那可能会给刚出生的宝宝带来严重的疾病，比如肺炎、脑膜炎，或者血液感染。

检查方法

做此项检查时可采集生殖道或直肠部位带上皮细胞的分泌物标本送检，皆可得出结论。

①生殖道分泌物采集：先拭去阴道过多的分泌物，采用无菌拭子插入阴道至内 1/3 处，沿阴道壁轻轻旋转取得分泌物，将采集的拭子置于无菌管中，密闭送检。

②直肠分泌物采集：将拭子插入肛门，在肛门括约肌以上约 2.5cm 处，沿肠壁轻轻旋转取得标本，将采集的拭子置于无菌管中，密闭送检。

结果分析

如果 B 族链球菌测试呈阳性，医生就会让你在分娩时服用抗生素（不建议在分娩之前服用抗生素），以防止宝宝在出生的时候被感染。

阴拭子检查

此时期，医生会给妈妈进行阴拭子检查，来决定分娩的方式。其方法是：用医用消毒棉签伸进阴道提取一些白带，然后进行普通培养，如果结果显示阴性，则表示无细菌感染，可作为能否顺产的一个依据，相反，如果显示有细菌感染，需进行治疗，若感染严重，则应选择剖宫产。

骨盆测量

骨盆测量是指利用骨盆测量器对孕妇的骨盆进行测量，这是产前检查中必不可少的项目。骨盆能够支持并保护生殖器官和骨盆内的其他器官，同时它也是产道最重要的组成部分，是生产时胎儿经过的重要通道，其形态和大小都关系着是否能顺利分娩，因此，孕妇在初次产前检查时都必须进行骨盆测量及检查。

狭小或畸形的骨盆都有可能引起难产，而骨盆测量能查清骨盆有无异常，有无头盆不对称，及早做出诊断以决定采取适当的分娩方式。为了弄清楚骨盆的大小和形态以及充分了解胎儿和骨盆之间的比例，妊娠期间必须进行骨盆测量和检查。骨盆测量分为外测量与内测量，主要测量孕妈妈骨盆入口和出口的大小。

骨盆测量的时间

产前骨盆外测量和骨盆内测量的测量时间有所不同。

骨盆外测量应该在第一次产检时候做，也就是孕 12 周左右。首次产检进行骨盆外测量，主要通过骨盆出口测量器测量孕妇的出口后矢状径，以间接了解骨盆的大小及形态。

骨盆内测量检查过早的话，会因为盆腔内软组织不够松弛，从而影响操作和准确性，而且盆骨在后期会相应长大，所以，孕早期和中期无需做骨盆内测。但是，临近预产期测量又容易引起感染。所以，骨盆内测量一般会在妊娠 24 ~ 36 周、阴道松软时测量。孕晚期进行骨盆内测量主要通过中骨盆测量器依靠阴道测量坐骨棘间径，若坐骨棘间径过小会影响分娩过程中胎头的下降。

检查时要放松身心

有的孕妈妈在怀孕之前没有做过阴道或肛门的检查，在进行骨盆测量的时候会觉得特别疼痛，其中不乏大喊大叫者，有的还会把臀部抬得很高，这都会增加医生的检查难度。孕妈妈首先要明白，骨盆检查是一定要进行的，先从心理接受它，然后做深呼吸运动，同时放松腹部肌肉，从身体上接受检查。如若不然，你越紧张，医生的操作越困难，你的痛苦也会越大，需要检测的时间就会越长。其实，这点疼痛跟分娩比起来真的不算什么。关键是孕妈妈必须学会将身心都放松下来。

骨盆测量结果

检查项目	参考项目	正常范围值	说明
骨盆外测量	髂棘间径（IS）	23～26 厘米	异常则提示骨盆出口狭窄
	髂嵴间径（IC）	25～28 厘米	异常则提示骨盆出口狭窄
	骶耻外径（EC）	18～20 厘米	异常则提示骨盆出口狭窄
	出口横径（TO）	8.5～9.5 厘米	出口横径与出口后矢状径之和大于 15 厘米，亦表示骨盆出口狭窄不明显
	出口后矢状径	8～9 厘米	
	耻骨弓角度	90°	小于 80° 为不正常
骨盆内测量	对角径（DC）	12.5～13 厘米	异常则为骨盆狭窄
	坐骨棘间径（BD）	10 厘米	此为骨盆最短的径线，径线过小会影响分娩过程中胎头的下降
	坐骨切迹宽度	5.5～6 厘米	异常则为中骨盆狭窄

温馨提示：

当骨盆检测为狭窄骨盆时，想要顺产的准妈妈们也别太过担心，因为还要结合狭窄骨盆的类型、程度，同时参考产力、胎儿大小、胎方位、胎头变形程度以及胎心等因素，经过综合分析、判断才能最终确定分娩方式。检查数值提示骨盆入口平面狭窄、中骨盆平面狭窄、骨盆出口平面狭窄、骨盆三个平面狭窄、畸形骨盆时医生会建议孕妈妈选择剖宫产。

⑤ 孕37~41⁺⁶周：临产检查

内检检查

阴道检查

　　阴道检查能直接接触宫口四周边缘，准确估计宫颈管消退、宫口扩张、胎膜破否、胎先露部及位置。若先露为头，还能了解矢状缝及囟门，确定胎方位，并可减少肛查时手指进出肛门次数以降低感染几率，因此阴道检查有取代肛门检查的趋势。但应注意，必须在严密消毒后进行。如果宫口扩张及胎头下降程度不明、疑有脐带先露或脐带脱垂、轻度头盆不称经试产4小时，产程进展缓慢时，阴道检查尤为重要。所以，临产时每个孕妈妈都要积极配合医护人员做好这项检查。

　　在第一产程中，医护人员会每隔2小时做一次阴道检查，如果进展不好，即宫口仍不断增大而胎先露部分不下降，或者两者都没有进展，那就表明产程出现问题，医生会根据情况及时处理。

　　此外，对于过期妊娠，有经验的医生会通过阴道进行宫颈指诊来评估子宫颈成熟度（指子宫颈的柔软度和子宫外口的扩张度），从而考虑是否早一点接受催生处理，即利用催产素诱发产痛，娩出胎儿。

肛门检查

　　肛门检查可适时在宫缩时进行，能了解宫颈软硬度、厚薄，宫口扩张程度，是否破膜，骨盆腔大小，确定胎方位以及胎头下降程度。检查方法：产妇仰卧，两腿屈曲分开，检查前用消毒铺巾覆盖阴道口避免粪便污染。检查者右手示指戴指套蘸润滑剂伸入直肠内，拇指伸直，其余各指屈曲。示指向后触及尾骨尖端，了解尾骨活动度，再触摸两侧坐骨棘是否突出并确定胎头高低，然后用指端掌侧探查宫口，摸清其四周边缘，估计宫颈管消退和宫口扩张情况。宫口近开全时仅能摸到边缘。宫口开全时摸不到宫颈边缘。未破膜者在胎头前方可触到有弹性的胎胞；已破膜者能触到胎头。若无胎头水肿，还能扪及颅缝及囟门位置，有助于确定胎方位。

检测胎心

听诊器听取

胎心听取应在宫缩间歇时进行。第一产程中潜伏期一般是1小时听一次，活跃期15～30分钟听一次，第二产程一般每隔5～10分钟听一次，每次听诊1分钟。此法能获得每分钟胎心率，但不能分辨胎心率变异、瞬间变化及其与宫缩、胎动的关系。

使用胎心监护仪

如果条件允许，一般医院多用胎心监护描记胎心曲线观察胎心率变异及其与宫缩、胎动的关系，观察时应每隔15分钟对胎心监护曲线进行评估，宫缩频繁时每隔5分钟评估1次。此法能比较客观地判断胎儿在宫内的状态，是医院常用的监测措施。

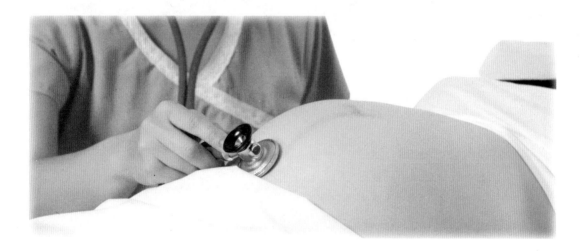

观察羊水

大多数产妇都是在胎膜破裂后羊水流出。羊水的性状、多少与胎心的变化同样重要，也是能很好地反映宫内状况的重要因素。

一般来说，羊水是半透明的乳白色，内含白色的胎脂，还有胎儿毛以及胎儿脱落的鳞状上皮细胞。当羊水中混入少量胎粪时，羊水会变为黄色。但当有比较多的胎粪排至羊水中时，尤其是当羊水量较少的情况下，羊水变为绿色甚至深绿色，会很黏稠。

所以，临产时有破水后，除了观察胎心情况，还要密切观察羊水状况。

B超检查

因为胎宝宝在孕妈妈肚子里时刻都会发生变化，在临产前大部分医生都会让孕妈妈做一次B超检查，以免因为胎宝宝的变化而让医生判断失误。此时B超检查所要注意的指标有很多，如胎宝宝的腹围、股骨长、肱骨长、双顶径、羊水指数、胎盘、胎心、胎位、是否有脐带绕颈等，这些都与孕妈妈的分娩密切相关。

BPD：

双顶径，是指胎儿头部左右两侧之间最宽部位的长度，用来观察孩子的发育情况，判断是否有头盆不称，是否影响顺利分娩。

AC：腹围。

FL：股骨长。

HL：肱骨长。

这三个数值主要用于评估胎儿大小和体重。

羊水指数：

以孕妈妈的脐部为中心，分上、下、左、右4个区域，将4个区域的羊水深度相加，就得到羊水指数。孕晚期羊水指数正常范围是80～200毫米。

胎心：孕晚期，胎宝宝的心率逐渐规律，只要在120～160次/分的范围内都提示为正常。

胎位：

ROA，为右枕前，头位。

胎盘：

胎盘Ⅱ级提示胎盘成熟。

U形压迹：

胎儿颈部未见U型压迹，提示胎儿无脐带绕颈。

长沙市 ×× 医院
黑白超声诊断报告单

姓名：	性别：	年龄：
申请科室：妇科门诊	床　位：	门诊号：
病房：		临床诊断：

检查项目：[胎儿]

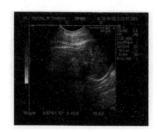

超声描述：

胎儿超声测值：

BPD 80mm, AC 263mm, FL 59mm, HL 55mm。

羊水暗区最大深度 51mm，羊水指数 138mm。

胎儿心率 138 次 / 分，律齐。

胎位：头位 /ROA。

胎儿头部：颅骨成椭圆形强回声环，脑中线居中。

胎儿腹部：横切面呈椭圆形强回声环，脑中线居中。

胎儿四肢：显示一侧股骨并测量其长度。

胎盘：着床于前壁，胎盘 Ⅱ 级，厚度 39 度。

胎儿颈部未见 U 形压迹。

超声提示：
宫内妊娠，单活胎，头位 /ROA。胎盘 Ⅱ 级。

孕晚期的困惑

孕晚期产检过后是不是又有了些许疑问了呢？是不是担心某些异常的指征会影响胎宝宝呢？孕妈妈别着急，一起来了解一下孕晚期妈妈们会担心的一些问题。

① 检查出胎位不正该怎么办

正常胎位时，可在下腹中央即耻骨联合上方摸到胎儿头部，如果在这个部位摸到圆圆、较硬、有浮球感的东西，那就是胎儿头部。若在上腹部、侧腹部摸到胎儿头部，则胎位不正。若30周后胎位还未纠正的孕妈妈是可以通过特殊姿势纠正胎位的，存在脐带绕颈的孕妈妈，一定要在医生指导下进行，谨防出现胎儿窒息。

膝胸卧位纠正胎位

若胎位为臀位或横位的孕妈妈，可以采取胸膝卧位进行纠正。胸膝卧位方法为：孕妈妈使膀胱排空，松解裤带，跪于床上，大腿与床面垂直，身体俯向床面。每日2次，每次约15分钟。

侧卧位纠正胎位

若胎位为横位或枕后位的孕妈妈，可以采取侧卧姿势进行转位。孕妈妈休息时采取侧卧姿势，利用重力作用使胎头进入骨盆。侧卧时还可以向侧卧方向轻轻抚摸腹壁。每日2次，每次约20分钟。

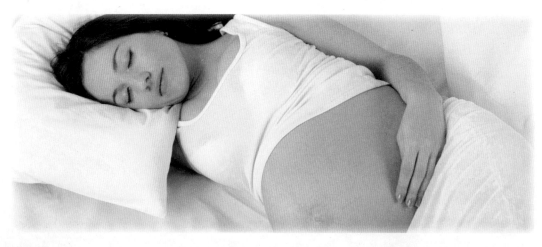

② 脐带绕颈会勒坏胎宝宝吗

脐带绕颈在孕晚期比较常见，常见原因包括脐带太长、羊水过多或胎儿体型太小等，大部分是绕颈一周，有一些会绕颈两周，绕颈三周的较为少见。

胎儿经常会在母体内活动，在空间并不很大的子宫内翻滚打转，并且每个胎儿的特点不同，有的胎儿动作比较轻柔，有的胎儿动作幅度较大，特别喜爱运动，会在子宫内活动、游戏，这时可能会发生脐带缠绕。

脐带绕颈对分娩的影响主要有两方面：一方面，会引起胎先露下降受阻，由于脐带缠绕使脐带相对变短，影响胎先露部入盆，并可使产程延长或停滞；另一方面，会引起胎儿宫内缺氧，当脐带缠绕周数过多、过紧时，宫缩时脐带受到牵拉，可使胎儿血循环受阻，导致胎儿宫内缺氧。

但不是所有的脐带绕颈都会勒坏宝宝。因为脐带富有弹性，脐带绕颈后，只要不过分拉扯脐带，一般不会影响脐带的血流，也就不会勒坏宝宝，有少数宝宝会自行解开脐带。脐带绕颈后，孕妈妈应减少震动，睡眠时宜采取左侧卧位，保证脐带的供血。注意定期数胎动，并在孕晚期加强胎心监护和B超检查，针对检查结果，在医生的建议下，选择合适的分娩方式。

③ 胎儿宫内生长受阻怎么办

胎儿宫内生长受限是指胎儿体重低于同龄平均体重的两个标准差，或是同龄体重的第10百分位以下，体重小于2500克。一般可以根据妊娠时间，通过产前管理测量子宫大小，推测胎儿的发育情况。胎儿宫内生长受限一般是由于胎儿对氧气和营养的摄入不足而引发的。当胎儿生长受限时，孕妈妈的体重增长会变慢甚至停止。

当出现这种情况时，孕妈妈应该去医院进行胎盘功能检查，如果胎盘功能正常，胎儿发育缓慢也不会影响健康；如果胎盘功能不全，就应该改善胎盘功能，促进宝宝对氧气和营养的吸收，孕妈妈要多休息和注意活动的姿势，摄入足够的营养，保证胎儿的血流量，病情严重的需要入院治疗。

4 胎动异常怎么办

胎动是胎儿生命征兆之一，也是胎儿正常的生理活动。一般孕 16 ～ 20 周的准妈妈便已可以感知胎儿的胎动。同时通过胎动了解胎儿的安危，及时发现问题。

一般来说，胎儿在母体内会有全身性运动、肢体运动和胸壁运动等形式。正常的胎动是有规律的，每天 19 点～ 21 点和晚上 23 点到第二天凌晨一点，是宝宝胎动较为频繁的两个时间段。准妈妈可于每日早、中、晚在固定的时间内各数 1 小时，取坐位或卧位，3 次乘以 4，即为 12 小时的胎动数。

如果 12 小时胎动少于 20 次，则为异常；少于 10 次，则表明胎儿有危险，在子宫内有缺氧现象。只要出现胎动异常，就应该去医院检查，及时处理。

胎动异常有以下几种情况，准妈妈可根据自己的实际情况进行判断。

胎动突然加快

可能是准妈妈受到强烈的刺激所致。如果准妈妈有头部外伤、骨折、大量出血等状况出现，也会造成胎动突然加快。一旦准妈妈受到严重的外力撞击时，就会引起胎儿剧烈的胎动，甚至造成流产、早产等情况。建议准妈妈少去人多的地方，以免被撞到，并减少大运动量的活动。

胎儿突然加剧后停止

提示胎盘早期剥离。有高血压、严重外伤或短时间子宫内压力减少的准妈妈多容易出现此状况。建议有高血压的准妈妈定时去医院做检查，依据医生的建议安排日常的生活起居，保持良好的心态，减轻精神紧张度。

急促的胎动后突然停止

可能与脐带绕颈或打结有关。一旦出现脐带缠绕或是打结的情况，就会使血液无法流通，导致胎儿因缺氧而窒息的现象。准妈妈一旦感觉这种异常的胎动，要立即就诊，以免耽误治疗而留下遗憾。

胎动突然减少

准妈妈的体温如果持续过高，超过 38℃ 的话，都会使胎盘、子宫的血流量减少，胎儿的胎动也会减少。怀孕期间，保持室内的空气流通和新鲜，并注意休息，多喝水、多吃新鲜的蔬菜和水果，避免感冒。有流行性疾病发生时，要避免去人多的地方。

5 胎儿宫内窘迫怎么办

宫内窘迫是由胎儿缺氧所引起的，多数发生在临产后，一般是由母体血液含氧量不足和胎儿心血管系统障碍引起的。

急性胎儿窘迫主要表现为胎心率的变化，正常的胎心率为120~160次/分，而胎儿窘迫时开始胎心率大于160次分，甚至大于180次/分，随后胎心率减慢，每分钟不到120次，甚至少于100次。且在窘迫初期，胎儿的胎动频繁，继而转弱并次数减少，进而消失。孕妇可以通过检测胎心率和自数胎动来判断胎儿在宫内的情况，一旦出现胎动过频或过少，应引起注意，及时到医院就诊。

慢性胎儿窘迫是在慢性缺氧的情况下发生的，可以出现胎儿发育及营养不正常，形成胎儿宫内发育迟缓，临产后易发生进一步缺氧。孕妇在孕后期一般会定期产检，进行胎心监测及B超检查，对于发现慢性胎儿窘迫有一定帮助。在孕后期，自测胎动可以预知胎儿安危，需要注意的是胎动过频是胎动消失的前驱症状，胎动消失后24小时胎心率也会消失，切不可延误抢救时机。

6 哪些水肿应及时就医

水肿一般会出现在孕妈妈的膝盖以下，在一天的不同时段中，身体水肿的部位会发生改变。孕妈妈产生正常的水肿时，体重增长是正常的，而且血压和尿检也正常，一般休息后水肿就会消退。若腿部水肿不断恶化，按压水肿部位会留下明显的小坑，且抬高腿也无法减轻症状时，应该及时就医。严重的水肿还会引发头疼、视力模糊等。如果水肿范围较大，由踝部及小腿延至膝以上，甚至外阴部、腹部、上肢、颜面部等，且经过卧床休息6~8天后仍不消退，且最近体重上升快，孕妈妈一定要引起重视。此时的孕妈妈应该去医院进行如下检查: 24小时尿蛋白定量、血常规、血沉、血筋白蛋白、血尿素氮、肌酐、体液免疫、心电图、心功能测定、肾脏B超等检查。

经历过分娩阵痛的孕妈妈更能体会到为人母的崇高和伟大，无形中与宝宝经历了超越一切的深厚情感，同时也给了宝宝人生的第一次锻炼机会。随着子宫有节律的收缩，胎宝宝经过接受节律性压迫，肺部迅速产生一种肺泡表面活性物质，有利于肺部扩张，建立自主呼吸，经过肺泡的挤压，新生儿湿肺发生率降低。而且，自然分娩的创伤小、安全系数高、出血少、产后恢复快，是孕妈妈的首选分娩方式。

剖宫产虽然并不是最理想的分娩方式，但是它是一种可以用来解决难产、保全胎儿和孕妈妈生命的应急措施。

所以，关于产妇的分娩方式，是综合各方面的因素决定的。根据孕妇个体分娩条件、分娩时间、产程进展、重要器官的功能以及胎儿窘迫的程度综合分析，确定在保证母婴安全的前提下，尽可能降低剖宫产率。但是，也有不得不采用剖宫产的情况，大体分为以下七种情况。

自然分娩产程无法继续

初产妇的宫颈扩张时间平均比经产妇长，若产程中发生宫颈扩张迟缓或停滞、胎头下降受阻、阴道分娩发生困难时，必须实施剖宫产手术。

前一胎剖宫产

有研究表明，前一胎为剖宫产的孕妈妈，此胎会增加近 1% 的子宫破裂机会。若是直式的子宫剖开方式，则子宫破裂的机会会增加 4 倍左右，因此，此类孕妈妈多在进入产程之前安排好手术时间。而前一胎采用子宫下段横切口手术者，医生会根据子宫疤痕愈合情况、是否存在再次剖宫产的指征等，和家属商讨分娩方式。

胎儿窘迫

发生胎儿窘迫，胎宝宝会因为宫内缺氧而处于危险境地，严重者有可能胎死腹中。导致胎儿窘迫的原因有很多，如胎盘功能不良、前置胎盘、胎盘早剥，或产妇患有妊娠并发症。大部分胎儿窘迫可通过胎心监护仪监测到胎心异常，或在超声波显示胎儿血流异常，若经过医生紧急处理后仍没有改善，则应该施行剖宫产迅速取出胎儿，以防出现生命危险。

头盆不对称

孕妈妈如果骨盆结构上异常或胎头相对于骨盆来说太大，使得胎儿无法顺利通过产道，那么就应该选择剖宫产。

胎位不正

初次怀孕的妈妈在足月时胎位不正，多以剖宫产为宜。

胎盘异常

胎盘位置太低，会挡住子宫颈的开口，前置胎盘或胎盘过早的与子宫壁剥离而造成大出血或胎儿窘迫等，医生大多都会选择行剖宫产。

早产

发生早产的胎宝宝由于身体发育尚不成熟，比较虚弱，可能无法承受自然分娩的压力，此时需要施行剖宫产术。

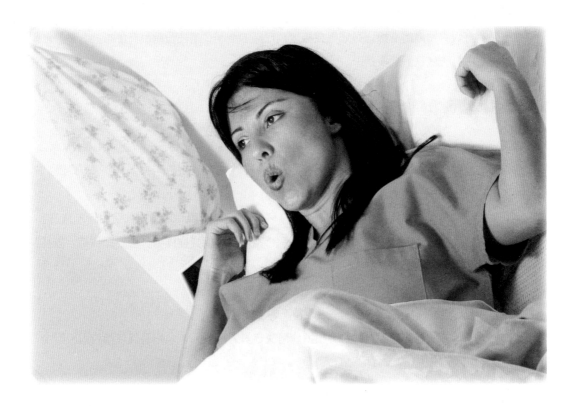

⑧ 什么情况需要去医院待产

选择适当的时机到医院待产，这既能使准妈妈有安全分娩的保障，同时也减少了宝宝降生危险的系数。那准妈妈选择什么时间去医院待产最为合适呢？

出现临产症状的准妈妈

● 宫缩：宫缩一开始往往不规则，当它发生得越来越规则时，就离分娩不远了。对于初产妇来说，时断时续的宫缩一般要持续 8 ~ 10 个小时。宫缩一旦频繁剧烈有规律，大约每 5 分钟左右发作一阵，且子宫一阵阵发硬，并感到疼痛或腰酸，就意味着已经进入产程了，应马上到医院待产。

● 见红：妊娠后期的出血都要马上到医院检查，尤其是出血量较大时。

● 破水：突然阴道流出像尿一样多的水，带点腥味，不能自己控制，这是破水。此时无论是否有宫缩都要及时去医院。在前往医院的在路上，孕妇应臀部抬高，因羊水流出时可能脐带会随之脱出，脐带绕颈可导致胎儿死亡。

对于没有妊娠并发症的准妈妈，如果在接近预产期的期间，虽还没有临产的征兆，最好还是在预产期前 1 ~ 2 天就到医院报到。

有妊娠并发症的准妈妈

经系统产前检查，发现孕妇有下列情况，应按医生建议提前入院待产，以防发生意外。

● 孕妇患有内科疾病如心脏病、肺结核、高血压、重度贫血等，应提前住院，由医生周密监护，及时掌握病情，及时进行处理。

● 经医生检查确定骨盆及软产道有明显异常者，不能经阴道分娩，应适时入院进行剖宫产。

● 中、重度妊高征，或突然出现头痛、眼花、恶心呕吐、胸闷或抽搐者，应立即住院，以控制病情的恶化，待病情稳定后适时分娩。

● 胎位不正，如臀位、横位，多胎妊娠，需随时做好剖宫产准备。

● 有前置胎盘、过期妊娠者等，应提前入院待产，加强监护。

总之，对于有并发症的孕妇，医生会根据病情决定其入院时间，孕妇及其亲属应积极配合，不可自作主张，以防发生意外。

⑨ 先兆子痫如何防治

先兆子痫是以高血压和蛋白尿为主要临床表现的一种严重妊娠高血压并发症。

先兆子痫对于胎儿的危险主要在于它会降低子宫的血供，同时还能导致胎盘血管痉挛，导致胎儿宫内窘迫。简言之，胎盘不再健康而这会导致胎儿生长受限，并且不能很好地耐受分娩。先兆子痫同样会增加胎盘早剥以及早产的危险，同时还会增加母亲子痫以及凝血异常的危险，比如患上弥散性血管内凝血。子痫和弥散性血管内凝血，尽管是母亲所患的病症，但却会间接地对胎儿造成极大危险。

先兆子痫意味着"癫痫之前"。在患先兆子痫的女性中，只有很少一部分会继续发展成为全身强直性抽搐发作，这也就是子痫。子痫的危险不只在于它是脑水肿的标志，而后者是致命的；还在于癫痫也是很多严重疾病的标志。随着分娩的来临，子痫也会加剧，而子痫发作可能出现在分娩前、中、后，分别称为"产前子痫""产时子痫""产后子痫"。

当先兆子痫同时出现凝血问题，并且影响到肝脏时，就称作HELLP综合征（H-溶血，EL-肝酶升高，LP低血小板）。先兆子痫不仅可以对肝脏造成两种相反的影响，还会对肾脏、大脑、心肺造成类似的影响。

研究表明，"治愈"先兆子痫的唯一方法就是终止妊娠，但是孕期也有预防和改善的方法。

注意休息

正常的作息、足够的睡眠、保持心情愉快，这对预防妊娠高血压综合征有着重要的意义。

注意血压和体重的变化

每日测量血压并记录，注意体重的变化。

均衡营养

不要吃太咸、太油腻的食物；多吃新鲜蔬果，适量进食鱼、肉、蛋等高蛋白、高钙、高钾低钠食物。

坚持运动

散步、太极拳、孕妇瑜伽等运动可使全身肌肉放松，促进血压下降。

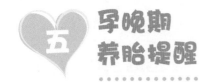

此期间，母体和胎儿的营养生理特点与妊娠中期有许多相同之处，胎儿仍在迅速增长发育，饮食营养不容忽视，其生活方面也要准爸妈们留心注意。

① 营养补充不可少

孕晚期，孕妈妈和胎宝宝进入最后的冲刺阶段，营养的贮存对准妈妈来说显得尤为重要。安全、健康、合理的饮食，是胎儿健康出生的必要前提。

孕8月

● 孕妈妈要坚持少吃多餐，并且在睡前喝一杯牛奶，这样可以减轻孕晚期因胎宝宝压迫而产生的胃部疼痛现象。

● 鱼中富含 ω-3 脂肪酸，孕妈妈进入孕晚期后多吃鱼，可防止早产，还能促进胎宝宝大脑及神经系统发育。

● 不要吃过咸、过甜或油腻的食物，因为过咸的食物会引起水肿，过甜或油腻的食物易导致肥胖。

孕9月

● 孕妈妈可以适当多吃一些淡水鱼，有助于促进乳汁的分泌，可以在胎宝宝出生后提供充足的初乳。

● 胎宝宝体内的钙一般是在最后两个月储存的，如果孕妈妈钙质的摄取不足，胎宝宝就会用母体骨骼中的钙，会影响孕妈妈健康，所以，在孕妈妈的饮食中要加入充足的钙质。

● 孕妈妈随着腹部的膨大，消化功能也在减退，更容易导致便秘。所以，孕妈妈要多吃富含膳食纤维的食物。

孕10月

● 孕妈妈应多吃口感清淡、容易消化的食物，如圆白菜、紫甘蓝和全麦面包等，这类食物还可以帮助血液凝结，对分娩有补益的作用。

● 孕妈妈可以多吃豆类、谷类、动物肝脏等补充维生素 B_1，避免产程延长。

● 孕妈妈不宜过多吃鸡蛋，因为鸡蛋不容易消化，会增加胃肠负担，还可能引起腹胀、呕吐等，不利于分娩。

② 计划产假

随着法律的进一步完善以及社会的关注，国家相应的《女职工劳动保护规定》的法规中，明确提出职工女性也有产假。但是，请产假前，你是否先要规划一下？

由于现代女性教育程度提高和工作机会增加，夫妻双方都外出工作的双薪家庭，在现代化的国家和地区十分常见。那么问题来了，你的爱人、父母、公婆对你请产假的态度如何？这是你必须面对的第一个问题。对于你因为请产假，失去部分收入，又增加了宝宝的开销，整个家庭能负担得起吗？有没有买房、买车的贷款压力？这也是你必须面对的现实问题。

如果你准备产后重回职场，你所请的产假越久，对工作会越感到生疏，回到职场出现的落差越明显，你是否有能力弥补这一落差？如果不能，你又有什么解决方案？

每个公司都会就公司运营状态调整对员工的各种福利待遇，所以会对于产假福利各有所不同，所以这也是考虑请产假时需谨慎拿捏的一个重点。

只有真正地解决以上问题，孕妈妈才能安安心心地休产假，所以，孕妈妈们，提前规划一下吧！

③ 孕期水肿不容忽视

据统计，约75%的准妈妈进入孕28周以后，或多或少会有水肿情形发生，且随着孕程的推进，水肿症状会更加明显。

对大多数准妈妈来说，下肢浮肿是一种生理性水肿。一是由于增大的子宫压迫下腔静脉，下肢血液回流受阻，容易出现踝部及小腿下半部轻度浮肿；二是怀孕后，内分泌功能发生变化，雌激素、醛固酮分泌增多，体内水、钠潴留较多，引起的水肿；三是乳期血容量增加，但红细胞增加的幅度不如血浆增加幅度大，血浆蛋白则没什么增加，血液相对变稀，血浆胶体渗透压降低，水分移向组织间隙而水肿。因这三个因素引起的生理性水肿一般在久坐或久站后发生，且多发生在脚踝或膝盖以下处，属于正常的生理现象，经卧床休息后即可消退。

如果孕妈妈休息6小时以上水肿不消，且有加重并向全身发展的趋势，用手轻按压水肿部位肌肤时，肌肤反应多会呈现下陷、没有弹性、肤色暗蓝等现象，就要考虑是否为妊娠高血压综合征。如果水肿严重，并伴有心悸、气短、四肢无力、尿少等不适症状，要及时去医院就诊，确认是否为营养不良、贫血或妊娠心脏病等其他病症。如若由疾病引起，孕妈妈应积极配合医生进行治疗。

孕期生理性水肿可以通过日常生活中的饮食、运动、按摩等小窍门，缓解水肿。

饮食消肿法

水肿期间，准妈妈饮食宜清淡、少盐，多吃冬瓜、鲤鱼、鸭肉、红豆等具有利水消肿功效的食物。同时，每天要保证动物类食物及豆类食物的摄取，这些食物中含有丰富的优质蛋白质。尤其对于贫血的孕妇来说，更应该保证铁的补充，因为贫血及营养不良是病理性水肿的原因之一。

另外，孕期水肿并不是由于喝水过多所导致的，而是因为子宫压迫或是摄取过多盐分导致体内水分滞留所致，所以，准妈妈们仍然要适量喝水。

日常起居消肿法

孕期水肿的准妈妈要调整好日常工作和生活的节奏，保证充足的休息和睡眠时间，避免过于紧张和劳累，避免长时间站立或行走，轻度肿胀最好通过白天短暂的休息进行缓解，适当抬高下肢。休息时建议采取左侧卧位，能有效改善胎盘血液供应，减轻浮肿。还可在休息时将脚垫高，或者是坐着时在丫脚下放一张矮凳。

孕期应避免穿着紧身衣物，且最好选择柔软天然材质的软皮或布鞋，鞋要舒适。不要穿会压迫到脚踝及小腿的附有松紧带的袜子。

运动消肿法

孕晚期，准妈妈可以适当运动，以调节身体血液循环。准妈妈在家休息时或每晚临睡前，可适当做以下运动，以促进腿部血液循环，改善水肿症状。

具体运动方式为：平躺在床上，双脚合拢伸直，将所有脚趾向内抓紧，维持数秒后放松。然后双脚伸直分开，双脚脚掌向内打圈，再向外打圈。再将双脚合拢伸直，慢慢将双脚提高，稍稍停留一会儿，最后将双脚慢慢放下。

按摩消肿法

按摩对于促进血液循环有不错的作用，还能够有效预防水肿。准妈妈可以在准爸爸的帮助下，从脚向小腿方向逐渐向上按摩，以改善腿部血液。

4 不宜轻视泌尿系统感染

怀孕后，尤其是随着肚子的增大，很多准妈妈都会出现尿频尿急的症状，严重者会导致尿路感染。孕妇患尿路感染的几率为什么会比较高，孕期尿路感染有什么危害吗？怎样摆脱尿路感染？这些都是准妈妈们需要了解的问题。

与孕期反应相区分

由于妇女本身的生理构造，尿道短，本来就容易引起泌尿系统感染，而一般都是从外阴、尿道开始上延。有些人尿频、尿急的症状不明显，不容易被重视，而在怀孕期间，由于妊娠子宫逐渐增大压迫输尿管，正常孕妇的尿液中又会有少量的糖，故细菌易于侵入繁殖，就更容易引起泌尿系统感染。但是也要知道，孕早期和晚期，都会引起一些泌尿系统的正常反应，比如代谢负担加大，有尿频的情况出现，另外，晚上的尿量比白天多一些，这都是正常的。

泌尿系统感染的小苗头

首先，除了尿频之外，还有尿急、尿痛的情况出现。尿痛很容易发现，尿急就是憋不住，而尿频则是总想上厕所，但还能忍住。另外，还要注意泌尿系统感染会引起腰疼，这种疼痛主要表现在左右肾区有叩击痛。孕妇在孕期负担增大，正常情况下也会造成肌肉紧张，与泌尿系统感染造成的疼痛不同的是，这种疼痛多为酸疼，而且是肌肉的浅表疼痛，休息后会有所减轻。还有，如果有腰椎间盘突出，叩击和不叩击疼的程度没有明显区别。所以，孕妇如果有尿频、尿急和尿痛的症状，还伴随有腰疼，可以双手在后腰双肾区轻轻叩击，如果有疼痛感，就应该警惕了。如果只是泌尿系统的症状，可以去做一个尿常规，白细胞如果升高，就提示有感染，如果有腰疼症状，必须要做个彩超，检查一下有没有膀胱异常、肾盂积水等情况。

泌尿系统感染与胎宝宝

很多准妈妈担心的是，泌尿系统的感染以及治疗的药物会不会对胎儿有影响。一般的感染，程度轻的话影响不到胎儿，但要及时处理和控制，如果没有控制好，炎症引起发烧，就会影响胎儿了，如若细菌经输尿管上行，侵害肾盂，出现急性肾盂肾炎，准妈妈会出现全身中毒症状，如高热、腰痛等，可能会造成胎儿早产、畸形，甚至死亡。

轻松摆脱尿路感染的 8 个对策

既然孕期尿路感染对孕妈妈和胎宝宝有诸多不利，我们就应该尽快摆脱尿路感染。下面介绍 8 个轻松摆脱尿路感染的对策，供孕妈妈们参考：

● 多饮水、多排尿。肾脏排泄的尿液，对膀胱和尿道起着冲洗作用，有利于细菌的排出，孕妈妈每天大量饮水，2~3 小时排尿一次，能避免细菌在尿路繁殖，可降低尿路感染的发生率，这是预防尿路感染实用有效的方法。

● 清洁外阴。孕妈妈阴部及尿道口寄居着大量细菌，是发生尿路感染的先决条件。所以要特别注意外阴清洁，每次排尿后必须吸干外阴残留的尿液，否则细菌很容易繁殖。无论大小便，都要用流动水，最好是温开水，从前向后冲洗私处，然后用煮沸消毒过的干净毛巾从前向后擦干净。

● 勤换内裤。建议每天换一次内裤，内裤要选择柔软、透气性好的纯棉制品，更换的内裤要及时清洗，然后煮沸消毒，并经日晒。

● 裤子要宽松。太紧的裤子会形成阴暗潮湿的环境，易于细菌滋生，侵入尿道。

● 保持大便通畅。预防便秘的出现，以免与泌尿系统感染相互影响。

● 睡觉时应采取左侧卧位。这个体位可以减轻对输尿管的压迫，使尿流通畅。

● 饮食宜清淡。孕妈妈可吃冬瓜、西瓜、青菜等清热利湿的食物，也可用莲子肉、赤豆、绿豆等煮汤喝，既有利于减少尿路感染的发生，还可以保胎养胎。

● 避免久坐。孕妈妈虽然容易疲劳，但也不要久坐，久坐会使外阴局部长时间处于潮湿闷热下，细菌繁殖加快，这在闷热的夏天尤其明显。

⑤ 孕期失眠这样应对

孕妈妈难以入眠的原因有很多，胎儿踢你的肚子、小腿抽筋、不断上厕所、日益膨胀的腹部等因素，都会令你在床上感到不舒服，导致失眠。

● 孕妈妈失眠时，需要准爸爸给予更多的体贴与关怀。孕妈妈也可以跟有生育经验的人交流、倾诉，学习妊娠知识，进行放松训练等放松心情的方法。

● 对于睡觉时小腿抽筋的情况，不仅要注意补钙，还要注意腿不能受凉。

● 很多胎宝宝晚上胎动很多，也会影响孕妈妈的休息，解决的方法就是调整胎宝宝的生物钟，孕妈妈也要养成良好的睡眠习惯，早睡早起。

● 睡觉时不留灯，卧房里加装遮阳隔音窗帘，减少声音与光源的刺激。

● 睡觉前不要看情节紧张的书或电视，睡觉前不要做剧烈运动，建议睡前 1 个小时洗澡。

● 早饭和午饭多吃点，晚饭少吃，尤其是临睡前谨慎进食，有利于睡眠。

6 调适心理，做好分娩准备

孕妈妈可以在产前听些优美的钢琴曲或是自己喜欢的歌曲，如果自己能哼唱效果会更好，那样就会忘却烦恼，在音乐歌声里徜徉，对宝宝的胎教也很好的。

适当地进行运动，孕晚期适于轻微的动作，如：散步，很适合孕妇，早晚去户外看些绿色植物，能让心情变得舒畅，呼吸新鲜空气，对产时分娩能起到很大的作用。

进入孕晚期，准爸爸要多关心、照顾妻子，悉心呵护，平时多与准妈妈聊天；或者可以与自己的好友、家人多交流。

准妈妈产前进行一些孕产知识的阅读有助于帮助了解这方面的知识，从而指导自己该怎么做，不会因无措而焦虑不安。

保持充足的睡眠。孕妈妈可以每天睡前半小时喝一小杯温鲜奶，鲜奶有助于睡眠，有了好的睡眠质量，心情也能变得愉快起来。

7 早产，重在预防

在孕 28 周～ 37 周胎儿就分娩出来的就是早产。早产是目前对宝宝危险性较大的原因之一，因为宝宝未完全发育好，各器官发育不成熟，可出现呼吸窘迫综合征、高胆红素血症、坏死性小肠炎、脑室出血、动脉导管持续开放、视网膜病变、脑瘫等，所以预防早产就显得十分重要。

按时产检

只要确定已经怀孕，就要定期到医院接受产检，及时诊断出可能的早产迹象并预防可能引起早产的高危因素，如子宫颈张开、多胎妊娠、子宫肌瘤、子宫畸形等等。只有早发现，才能及早采取相应的措施，避免早产的发生。

预防并治疗并发症

妊娠高血压综合征、心脏病、肾病等对每个孕妈咪来说，都是很危险的。因此，准妈妈在确诊有妊娠并发症时，应积极配合医生做好相应的治疗和保健措施，避免因疾病引起的早产。

节制性生活

孕晚期时，胎儿生长迅速，孕妇子宫明显增大，对任何外来刺激都非常敏感。子宫在这个阶段容易收缩，因此要避免给予机械性的强刺激，夫妻间应尽可能停止性生活，以免发生意外。

行走谨慎，注意安全

随着孕妈妈的身体越来越庞大，动作也会变得更迟缓，准妈咪在日常生活中要更加谨慎，尤其是上下楼梯、进出浴室，平底鞋要合适，不做下肢活动剧烈的活动，以免造成下腹充血。另外，准妈妈在孕晚期尽量不要到人多的地方去，以免拥挤或发生碰撞，也不要拿重的或在高处的东西。

出现子宫收缩，应休息

如果准妈妈经常感到子宫出现不同于正常分娩时的收缩，就要特别注意了，因为这种在子宫肌肉纤维上的抻、拽、拉会使子宫颈张开，并使它变短、变软，可能最终引发早产。遇到这种情况时，准妈妈必须充分休息，并且在医生指导下，积极避免可能引起子宫收缩的因素。

如果还未到 38 周，就出现规律性的宫缩，或者有阴道出血的状况，应怀疑有早产的可能，一定要立即去医院见检查。如果可以，最好住进医院，采取保胎措施，让胎儿尽量多长大些、发育成熟些，以保证胎儿的健康。

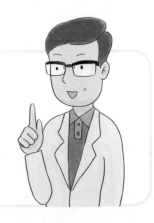

⑧ 准备待产包，迎接宝宝到来

这个时候准妈妈们的身形还较灵活，准备需带往医院的东西时，可以上街购买物品，离预产期还有两周时间，还是比较安全的时期。此时要准备两大方面的事物：

准妈妈自己的物品

- 换洗的衣物：现阶段穿的衣物以及适合分娩后穿的衣物，方便哺乳的胸罩，拖鞋。
- 分娩后用品：卫生纸、卫生巾、束腹绑带、卫生铺垫、溢乳垫、吸奶器等，以及餐具、杯子、吸管等生活用品。
- 所有产前检查的病历报告、医保卡、身份证、钱。
- 随身听、书、记事本、笔等备用品。

宝宝物品

- 包被、奶瓶、小毛巾、连体衣、纱布、湿纸巾、小杯小勺、纸尿片、润肤露等。

准爸爸或准妈妈将入院必须带的物品放在包里，然后放入住院必需的证件，接着安排好家里的事情，准备好出院时需要的大人和宝宝的用品，确认到医院的最佳路线，最后孕妈妈要在有人陪同的情况下行动，一旦有动静，拎上待产包马上到医院报到。

⑨ 宫缩过频，及时就诊

孕晚期，宫缩就已经开始了，刚开始时准妈妈几乎没什么感觉，只有用手去摸肚子时才会感到腹部一阵阵发硬。此时的宫缩一般为假宫缩，这种宫缩无规律性，无周期性，持续时间短、力量弱，不会很频繁，也不会有疼痛感，且不能使子宫颈张开，不是临产的征兆。

只有伴有疼痛的宫缩才是临产的先兆，疼痛的强弱也因人而异，有时在腹部，有时在腰部。不强烈的宫缩可以没有感觉或与月经时小腹疼痛一样，准妈妈不必紧张。

当宫缩像潮水一样涌来，阵阵疼痛向下腹扩散，或腰酸下腹有排便感时是正常的分娩征兆，此时应该及时就诊。

从阵痛开始到正式分娩，对于初产妇来说，大概还需要经历若干小时，此时，孕妈妈可采用一些小技巧减轻宫缩痛。下面介绍 5 个减轻宫缩痛的妙招。

● 听听音乐，能缓解孕妈妈在分娩时的紧张情绪，并可减轻宫缩时的阵痛。

● 准爸爸要多鼓励，不要让孕妈妈感觉孤立无援；或者准爸爸为准妈妈按摩，来缓解临产时的紧张与疼痛；或者准妈妈双膝跪地，坐在自己的脚上，双手抱住准爸爸，可以放松心情。

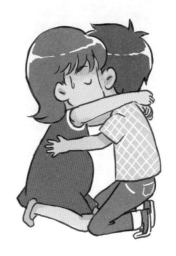

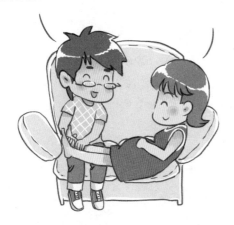

● 孕妈妈在宫缩时，腹部肌肉紧张使很正常的，此时身体的其他部位要尽量放松。孕妈妈或坐或躺时，身体需要一些支撑，才能感到舒服。

● 孕妈妈可以选择在宫缩间隔期用餐，此时巧克力是最好的选择，也可以选择蛋糕、面汤、稀饭等，也可以喝糖水，保存体力和精力。需要的水分可由果汁、水果、白开水补充。此时不宜进食高蛋白、高脂肪的食物，以免长时间停留在胃中，导致胃部不适，甚至呕吐。

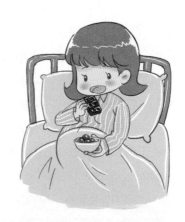

● 在阵痛刚开始还不是很剧烈的时候，孕妈妈可以下床走动，一边走，一边匀速呼吸，可以帮助胎儿下降入盆，松弛骨盆韧带，为分娩做准备。

在自然分娩过程中，如果出现宫缩无力，产程过长等情况，医生和助产士会根据实际情况运用助产方法帮助分娩。

手段一：催产

催产常见的方法有滴注催产素和人工破水等。催产素一般小剂量开始静脉注射给药，逐渐加量直到你的子宫出现适当的反应。如果出现宫缩过度，会减少或停止给药。人工破水，没有疼痛，但是可能会觉得有点不适，破水后宫缩会明显加剧，孕妈妈要提前做好心理准备。

手段二：会阴侧切

第二产程中，有的时候遇到胎儿巨大或者是准妈妈的会阴过紧，或者遇到紧急情况需要尽快结束分娩过程，一般会进行会阴侧切术。侧切是在阴部神经组织麻醉情况下进行的，不会很疼，一般切开在 3～4 厘米，胎儿出生后，会逐层缝合。

手段三：胎头吸引

一般胎头吸引会在准妈妈有妊娠并发症的时候才用，胎头吸引的原理是通过特制的吸杯放于胎儿头顶，借助大气压力来协助胎儿顺利出生。不过胎儿的头部可能会形成一个产瘤，但过几天就会完全吸收，对胎儿基本没有影响。

手段四：产钳分娩

如果胎儿出现胎心变慢或者第二产程延长的时候，有可能会用到产钳助产。麻醉后在会阴处切开，产钳的两叶分别放在胎儿头部的两侧，协助宝宝出生。产钳助产会在宝宝头部两侧留下印记或青肿，不过不用担心，过几天就会消失。

手段五：人工取胎盘

正常情况下，胎盘娩出后子宫会继续收缩，达到止血的目的，但是也可能出现胎盘或者胎膜没有全部娩出，留在子宫内，导致子宫无法正常收缩，血管就会持续出血，使发生大出血的风险增加。所以出现胎盘滞留的时候，医生会对准妈妈进行麻醉，然后人工剥离胎盘并取出。

● **检查实记**

请在做过的检查前打"√"

常规检查项目

☐ 血压

☐ 体重

☐ 宫底高度

☐ 腹围

☐ 胎心率

☐ 胎位

☐ 产科 B 型超声检查

☐ 血常规

☐ 尿常规

☐ 宫颈检查（Bishop 评分）

☐ NST 检查（每周 1 次）

备查项目

☐ B 型超声测量宫颈长度或宫颈阴道分泌物 fFH 检测

☐ GBS 筛查（35 ~ 37 周）

☐ 肝功能

☐ 血清胆汁酸检测（32 ~ 34 周，怀疑 ICP 孕妇）

☐ NST 检查（34 周开始）

☐ 心电图复查（高危者）

☐ 产科 B 型超声检查

☐ 评估分娩方式

● **医生交代的事情**

● **孕妈妈心语**

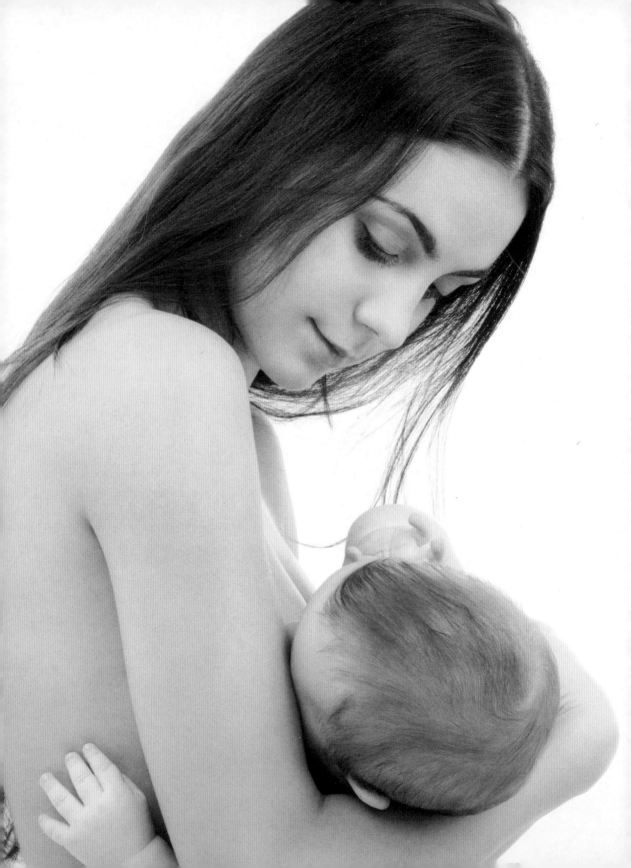

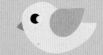

Chapter 5

产后42天，
健康检查不可缺

　　艰难的时刻终于过去，对于新妈妈来说，是时候将生活调回原轨。但是，经历了怀胎十月和生产，新妈妈们的身体各部分都承受了一次重要的考验，需要在产褥期中逐渐恢复元气。恢复得怎么样？恢复的过程中会出现什么状况？这些都是需要密切关注的。

　　同时，新生儿也在飞速的成长之中，他的健康也需要格外精心留意。因此，产后42天，妈妈和宝贝都一样，健康检查不可缺。

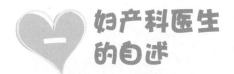
在经历了宫缩阵痛和辛苦的分娩之后，终于和宝宝见面了。在看到宝宝的那一刹那，所有的痛楚似乎都烟消云散了，心里的幸福感无以复加：小宝贝，欢迎你。

以前总感觉有孩子是一种推卸不了的义务，可是当孩子生出来，却又感觉这是种责任，人家都说不生儿不知父母恩，现在我终于能体会这句话的含义了。

在医院住院的几天，身体慢慢恢复了，宝宝也是一天一个样：他的眼睛睁开了，他拉了好多墨绿色的胎便，他出黄疸了……

出院后回到家，月子里的生活，简单而又快乐。伤口还在恢复当中，但下床活动已经没什么大问题了，宝宝吃奶的次数有点频繁，晚上也要醒过来喂好几次。这个时候，更显出老公和妈妈、婆婆的好来，晚上宝宝尿了、拉了、汗湿了，都是他们给宝宝擦洗，换上干净的纸尿裤，然后穿好衣服送到我身边来。

很多妈妈以为，生下宝宝后就可以告别繁琐的检查项目了。其实不然，产后检查同样重要。对于产后的新妈妈来说，它能及时了解其身体恢复情况，发现产后疾病的苗头，同时还能就新妈妈饮食、睡眠、母乳喂养、身体恢复等问题提供指导。所以，产后别忘了带上宝宝来做检查哦！

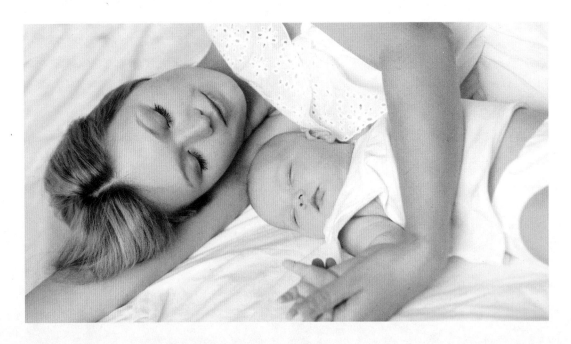

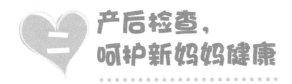

二 产后检查，呵护新妈妈健康

怀孕期间，为适应宝宝的成长，新妈妈身体会有很多变化。在坐月子和产褥期内这些变化都会慢慢恢复，进行产后检查就是由医生检查这些生理变化是否已经回到正常水平。

① 产后新妈妈的身体变化

在产后新妈妈身体的诸多变化中，以下这些变化是产后检查的重点关注对象。

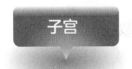

刚分娩完后，子宫大概的位置是肚脐。两天之后子宫会急剧缩小。大约两星期之后，子宫就已经下沉到骨盆腔内，并且摸不到。6~8周后能恢复到原来的大小。

新妈妈生完宝宝后，体内雌激素和孕激素下降至孕前水平，血HCG产后2周内将在血内测不到。同时，产后高垂体泌乳素水平促使乳汁分泌。

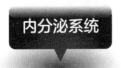

刚分娩后产妇的膀胱，敏感性较差，膀胱过胀和排尿不尽是常见的现象。尤其是生产后的2~5天，新妈妈往往会有频繁排尿的现象，说明身体多余的水分正在排出体外。尿失禁则是产后盆底功能障碍所致，这也不必着急，在医生指导下进行产后盆底恢复训练，尿失禁就会慢慢消失。

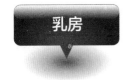

选择母乳喂养的妈妈，一般在产后3~5天乳房会胀痛起来。胀奶太厉害会发烧，只要排空乳汁就不会造成乳腺炎。如果持续发热，可以去医院检查，以排除乳腺炎。

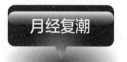
月经复潮

没有选择母乳喂养的妈妈，月经在生产后6~8周就会复潮；而哺乳的新妈妈则不一定，早则产后2个月，晚则一年半都有可能。此外，复潮时间还与新妈妈的年龄及卵巢功能的恢复能力有一定的关系。

② 产后检查宜安排在产后42天

在新妈妈出院时，医护人员往往一再叮嘱：产后42天务必到医院做一次全面的母婴健康检查。这一点新妈妈一定要重视，不能以为出了月子就万事大吉。殊不知产后康复不佳极可能拖垮妈妈们的健康。

经历了妊娠分娩的新妈妈们，经过一个月的休养，身体状况已经逐渐恢复到接近孕前。但也不排除产后各脏器、伤口康复不佳的情况，尤其是曾患有妊娠并发症的新妈妈，产后更应该密切观察这些疾病的变化。一般情况下，除了乳腺器官外，新妈妈的机体在产后6周左右，即产后42天，也会逐渐恢复至孕前的状态，此时正是去医院检查的好时机。同时，中式月子主张"足不出户"。所以最好是在月子结束后，新妈妈带宝宝到医院做一次全面的健康检查，以评估新妈妈的康复情况和宝宝的生长发育和喂养状况。当然也不是必需限定在第42天去，一般认为，42~56天都行。

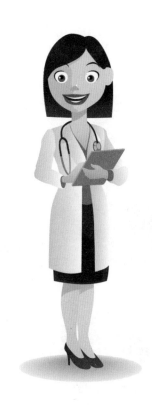

③ 新妈妈产后检查内容

产后42天的检查基本是全身检查，但比较侧重生殖器官方面的检查，尤其是子宫的复旧情况及会阴伤口的恢复。

体重

监测产后体重增加速度，并根据体重情况适当调整饮食。

血压

基础检查项目，看产后妈妈血压是否回到正常水平。成年人的正常血压是90～140/60～90毫米汞柱。女性在怀孕后血压和以前大不一样，有些妈妈还伴有妊娠高血压。

血常规

妊娠合并贫血及产后出血的新妈妈，要复查血常规，以确定是否贫血。

尿常规

患妊娠中毒症与自我感觉小便不适的新妈妈，应做尿常规检查。看妊娠中毒症是否已经消除，另外还可以检查出小便不适是否存在尿路感染的情况。如果尿检结果异常，则应到内科或有关科室进一步检查和治疗。

盆腔器官检查

除了检查子宫大小、有无脱垂，宫颈有无糜烂，子宫附件和周围组织有无炎症及包块外，还要进行阴道分泌物检查，观察阴道分泌物的量、色、味以及构成。如果是血性分泌物，颜色暗而且量多，就表明子宫复旧不良或子宫内膜有炎症。

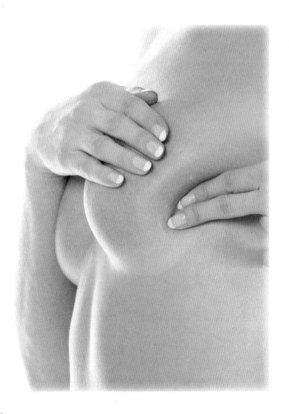

伤口

会阴及产道的裂伤愈合情况，顺产妈妈必查；腹部伤口的愈合情况，剖宫产妈妈必查。

乳房

检查乳汁分泌是否正常，乳房是否有肿块、压痛，乳头是否有破裂等情况。

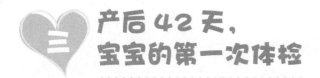

三 产后42天，宝宝的第一次体检

产后42天，妈妈体检的同时也要给宝宝进行出生后的第一次检查。医生会对他的健康状况进行检测，新手爸妈也可以借此机会多向医生询问一些育儿知识。

1 宝宝的身体变化

宝宝从出生到42天这段时间生长速度非常快，身高、体重等方面都可以看出明显的变化。

体重

新生儿出生1个月左右，正常来说，体重一般会增加1千克以上，平均每天可增加30～40克，平均每周可增加200～300克，也可通过下面的体重标准公式来计算。

·········婴儿标准体重计算公式·········

$$\text{出生体重}_{（千克）} \quad + \quad \text{月龄} \quad \times \quad 70\%$$

身高

刚出生的正常新生儿平均身高在50厘米左右，男女宝宝大约有0.2～0.5厘米的差别。宝宝满月时，身高平均会增加3～5厘米。满月以后，遗传、环境、营养、运动、疾病等因素都将影响宝宝的身高发育。42天时宝宝的身高参考标准如下：

男宝宝：58.5±2.4（cm）　　　　　女宝宝：57.1±2.3（cm）

头围和胸围

42天左右的时候，男宝宝的头围和胸围会长到40厘米左右，女宝宝的头围和胸围稍微小一点。

血液

出生5天后到满月时，宝宝血液中的白细胞数就会降到正常婴儿的水平。

② 体检对宝宝也很重要

42天体检对于新生宝宝来说意义重大，这是他出院回家后第一次到医院体检，也是对他进行生长发育监测的开始。

体重是判定宝宝体格发育和营养状况的一项重要指标。身高是宝宝骨骼发育的一个主要指标。头围反映宝宝的脑发育情况，脑容量的大小，也是宝宝体格发育的一项重要指标。头围长得过快或过慢，都是不正常的。比如宝宝出生时头围就比正常小，而后头围增长速度也很慢，甚至停止生长，就要怀疑是否有脑发育不良或头部畸形的可能。

③ 宝宝体检项目

宝宝的检查项目有很多，可以分为常规检查、神经系统检查以及其他项目检查。

常规检查

常规检查包括测量身长、测量体重、测量头围以及对前后囟门的检查。除了前后囟门没有大的变化之外，其余都应该在如前所述的正常区间里。另外，还有皮肤检查，看宝宝是否有黄疸、湿疹以及其他皮肤问题；心肺检查，看心律、心音、肺部呼吸音是否正常；脐部检查，看是否有脐疝、胀气，肝脾有无肿大。

神经系统检查

神经系统的检查主要是检查宝宝的运动发育能力和神经反应行动。运动发育能力检查内容：趴抬头——让宝宝俯卧，看他是否能够依靠肩部和颈部的力量抬起头来。神经反应行动检查内容：行为反射的建立——看宝宝是否能够集中注意力，是否能够注视人，是否能够对喜欢的物体追视；出生反射——拥抱反射、觅食反射、握持反射的消退，这些反射会在宝宝出生后的3个月内消退，这是检测大脑发育的一个重要指标。

其他检查

有一些医院会要求检查宝宝尿常规和化验血液常规，或者测定微量元素，以保证宝宝在最初的生长发育阶段里，得到最符合他生长发育需要的科学照顾。

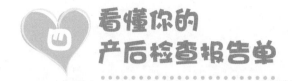

看懂你的
产后检查报告单

产后 42 天的检查与之前的产检不同，化验单或检查报告上少不了一些专业名词和诊断，怎样根据检查结果来判断自己的身体恢复情况，听专家为你分析。

1 看懂血压检查报告单

无论新妈妈在妊娠期的血压是否正常，产后检查都应该测量血压。对于患有妊娠期高血压综合征的女性，在产后 42 天检查时，更应该重点考查这一项。产后经过一段时间的调养，新妈妈的血压应该从生育时的水平回复到正常范围，也就是 110 ～ 120/70 ～ 80 毫米汞柱，高于 140/90 毫米汞柱的为高血压，低于 90/60 毫米汞柱的为低血压。

产后新妈妈的血压如果没有恢复正常，应该及时查明原因，并进行进一步随诊和治疗。

> **温馨提示：**
> 新妈妈测血压前半小时最好不要进食、吸烟，也不能有憋尿、紧张、焦虑、过冷或过热的情况，这些都会影响结果的准确性。

2 看懂血常规与尿常规检查单

血、尿常规对于一部分新妈妈来说属于必做项目。

尿液中的尿蛋白（PRO）含量代表肾脏的恢复情况，检查尿常规主要就是考查尿蛋白。在产后 42 天检查尿常规，就能够清楚地知道尿蛋白的含量，正常的结果为阴性（Neg）。通过这个项目的检查，一方面能看出妊娠高血压是否已经恢复正常，另一方面可检查出小便不适的新妈妈是否有尿路感染等。

血常规检查的主要意义有两个：一是检查是否贫血，二是确定身体是否有炎症。血红蛋白（HGB）低于参考范围说明贫血，新妈妈贫血会影响身体恢复，也会造成乳汁分泌不足，乳汁含铁量少，给宝宝营养不良、抵抗力下降埋下隐患。淋巴细胞绝对值（LY#）和中性粒细胞绝对值（NEUT#）如果超出各自的正常值范围的话则有感染的可能。

3 看懂白带常规检查单

白带是由阴道黏膜渗出物、宫颈管及子宫黏膜腺体分泌物等混合组成，其形成与激素的作用有关。正常的阴道分泌物是酸性的，阴道杆菌多（大部分用加号表示，+，表示正常，有时候也用阳性来标识），脱落的鳞片状上皮细胞多，而白细胞少，球菌更少。但是，当人体免疫力低下、内分泌激素发生变化而破坏了阴道的生态平衡时（产后容易出现这样的状况），这些常住的菌群就会变成致病菌，冲破阴道屏障而引起感染，此时病原生物可乘机而入。白带常规检查可包括以下项目（注：不同医院可能在具体项目选择上有所不同）：

pH 值

正常的 pH 值为 4.5，患有滴虫性或细菌性阴道炎时，白带的 pH 值可达 5~6。

阴道清洁度

阴道清洁度可分为四级：Ⅰ度、Ⅱ度、Ⅲ度、Ⅳ度。

- Ⅰ度：显微镜下见到大量阴道上皮细胞和大量阴道杆菌。
- Ⅱ度：镜下见有阴道上皮细胞和少量白细胞，有部分阴道杆菌，可有少许杂菌或脓细胞。
- Ⅲ度：镜下见有少量阴道杆菌，有大量脓细胞与杂菌。
- Ⅳ度：镜下未见到阴道杆菌，除少量上皮细胞外主要是脓细胞与杂菌。

Ⅰ~Ⅱ度属正常；Ⅲ~Ⅳ度为异常白带，意味着有阴道炎症，需要进行进一步的检查，明确治疗方式。

霉菌与滴虫

白带经过处理后在显微镜下可以根据其形态发现有无滴虫或霉菌，如存在滴虫或霉菌不论其数量多寡均用"＋"来表示。但"＋"这一符号只说明感染了滴虫或霉菌，并不说明感染的严重程度。

胺试验

患细菌性阴道疾病的白带可发出鱼腥味。这是由于存在于白带中的胺经过氢氧化钾碱化后挥发出来所致。

线索细胞

线索细胞，是细菌性阴道病的最敏感最特异的体征。临床医生根据胺试验阳性及有线索细胞即可做出细菌性阴道病的诊断。

长沙市 ×× 医院检查报告单

姓名:	患者编号:	标本号:
性别:	床位:	标本检验种类: 白带
年龄:	科别: 产科门诊	送检医师:

编码	项目	结果	单位	参考值
BD—MJ	白带霉菌	未发现真菌		阴性
BD—DC	白带滴虫	未见滴虫		阴性
BD—QJD	白带清洁度	Ⅲ度		Ⅰ度——Ⅱ度
BV	阴道感染细菌	阴性（－）		阴性

备注:

接收时间: 2016-7-25 9:52 报告时间: 2016-7-25 9:53 检验者: 审核者:

Ⅲ度:
这里的白带清洁度为Ⅲ度，考虑为阴道炎。可能由一些杂菌引起，具体病原菌需做进一步检查确定。

④ 看懂妇科检查结果

这部分的检查项目不会以报告单的形式呈现出来，通常会由医生写在病历本上，也是需要了解一下的。

由于宫颈口在分娩扩张的过程中会发生一定的创伤，加之产后新妈妈体内的雌激素水平比较低，宫颈上皮再生的过程比较慢，因此宫颈糜烂可能会持续相当长的时间，产后妇科检查中需要格外关注。其他妇科检查还有分娩时伤口的愈合情况以及乳房检查。正常来说，阴道分娩的新妈妈在分娩造成的伤口，在产褥期应该已愈合良好。而在产后42天检查剖腹产伤口愈合情况也比较合适，因为伤口的范围较大，完全恢复大约需要4～6周时间。

乳房是否有红肿、肿块、压痛，乳头是否有破裂，这些都是暴露新妈妈乳房危机的重要信号。乳房的健康对于妈妈和宝宝都非常重要。乳房检查的重点在于乳汁分泌是否正常。如果乳汁在乳房腺泡中淤积，加之护理不善，乳房会伴随发热、疼痛等症状，甚至导致急性乳腺炎。

⑤ 看懂产后 B 超检查单

如果产后出现恶露不断、不定期的少量出血现象，最好到医院通过 B 超检查一下子宫内膜，来判明子宫出血的原因，以及子宫恢复的情况。恢复情况良好则如下图所示：

长沙市 ×× 医院黑白超声诊断报告单

检查号：

姓名：	性别：	年龄：
申请科室：妇科门诊	床位：	门诊号：
病房：	临床诊断：	

检查项目：[子宫附件]

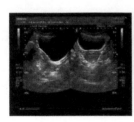 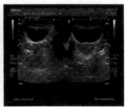

超声描述：

前位子宫，宫体大小约 50*42*32mm，表面光滑，实质回声中等，光点分布均匀，宫内膜厚约 6.5mm，子宫内未见明显肿块声像。

左卵巢大小约 27*18mm，右卵巢大小约 26*17mm。

子宫直肠窝未见明显积液回声。

超声提示：

子宫大小正常。

宫内膜厚约 6.5mm：
内膜厚度也无异常（正常区间为 0.2-1.0cm），这表示子宫状态健康、正常。

宫体大小约 50*42*32mm：
这里的 3 个数值分别表示子宫上下径、左右径和前后径，它们的正常值范围分别是：5.0±1.0cm，4.3±0.73cm，4.3±0.9cm。该被测者的子宫大小已经完全恢复正常。

6 看懂盆底肌力评估报告单

盆底肌肉是指封闭盆腔底部的肌肉群。这一肌肉群紧紧托住尿道、膀胱、阴道、子宫、直肠等脏器从而维持其正常的功能。女性在经历妊娠和分娩的过程时很容易造成盆底功能障碍。在妊娠期，子宫增大、胎儿体重增加，妊娠腹腔压力把子宫向下向阴道方向推，给盆底组织带来机械性的压迫，造成盆底肌肉慢性损伤；分娩则给盆底神经肌肉带来直接的急性损伤。盆底功能障碍是一系列的疾病包括压力性尿失禁、盆腔器官脱垂和女性性功能障碍等。

快速收缩：
参考值为最低标准，一般认为，测试值超过参考值越高越好。

耐受测试：
平均值偏低，表明盆底肌肉耐受力不够。

尿禁：
有无尿失禁由问诊得到。

脏器脱垂：
有无脏器脱垂由妇科检查得到。

建议：
诊疗建议由盆底肌力评估、问诊和妇科检查等方面结果综合得出。

长沙市 ×× 医院盆地肌力评估报告

姓名：　　　　年龄：　　　　ID：　　　　日期：2016 年 7 月 26 日

活动	测试指标	测试值	参考值（uV）
测试前基线	Mean A（平均值）	4.23452E+32	2 ～ 4
	Variability（变异性）	0.41	< 0.2
快速收缩	Maximum（最大值）	18.64	35 ～ 45
收缩放松	Mean A（平均值）	14.47	< 0.2
	Variability（变异性）	0.294	25 ～ 35
耐受测试	Mean A（平均值）	13.723	25 ～ 35
	Variability（变异性）	0.196	< 0.2
测试后基线	Mean A（平均值）	4.23445E+32	2 ～ 4
	Variability（变异性）	0.246	< 0.2

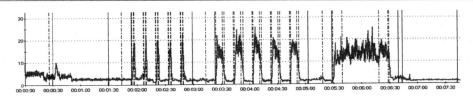

尿失禁：　□无　　□压力性尿失禁　　□急迫性尿失禁　　□混合性尿失禁

脏器脱垂：　□无　　□引导前壁膨出　　□阴道后壁膨出　　□子宫脱垂

1.60s前基线测试：测试静息状态下肌肉的状态，大于5uV提示肌张力过高。

2.5次快速收缩：测试快肌的功能（Ⅱ类肌纤维），小于35uV提示Ⅱ型快肌肌力不足。

3.5次持续收缩和放松：测试快慢肌混合工作的状态，当混合小于30uV，提示盆底肌肉力量不足。

4.持续60s的收缩测试：测试慢肌的功能（Ⅰ类肌纤维），小于25uV，变异性大于0.2，提示Ⅰ型慢肌肌力较弱，耐力差。

5.60s后基线测试：测试做完一系列动作后，肌肉能否尽快恢复正常状态，大于5uV提示肌张力过高。

建议：□盆底肌肉康复治疗
　　　□盆底肌肉锻炼（缩肛运动）

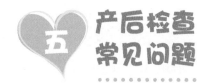
产褥期是新妈妈身体恢复的关键时期，这一时期虽然比妊娠期短得多，但它的重要性并不亚于妊娠期，产后康复得好坏关系终生。

① B 超检查子宫复旧不全，怎么办

分娩结束 6 至 8 周后，子宫逐渐恢复至未孕状态，此过程称为子宫复旧。如果这个过程没有顺利完成就会发生子宫复旧不全。第一个办法是喝生化汤来促进子宫收缩。中医以为生化汤有化瘀血、补血的作用。化掉的瘀血（血块）流出来之后，子宫自然会收缩，所以生化汤比较适合产褥期的保健。第二可以考虑尝试做一些子宫复旧操，需在医生指导下应用实现子宫复旧。具体做法：仰卧于床上，让两膝关节屈曲，然后两脚掌平放在床上，把两手放在腹部，进行深呼吸运动，让腹部一鼓一收。再如，仰卧床上，两手抱住后脑勺，稍抬起胸腹，然后把两腿伸直上下交替运动，幅度由小到大，由慢到快，连做 50 次左右。

② 产后伤口感染怎么办

很多新妈妈在分娩后都有伤口，如会阴切口、会阴撕裂伤口或剖腹产刀口，加上刚刚分娩的新妈妈身体抵抗力较弱，稍有不慎就有可能引起伤口感染。在这几种伤口中剖腹产的伤口较大，发生感染的几率也相对较高。

如果剖腹产后伤口感染较轻的话，伤口可能会出现红肿的症状，这时候一般建议患者做好疮面的清洗以及护理工作即可。对于稍微严重的伤口感染可以在医生的指导下口服一些消炎、抗感染的抗生素药物，对于炎症的控制有所帮助。如果伤口化脓，应及时就医，注意脓液的处理，需要坚持换药，配合消炎药的服用治疗。以上治疗过程中还可以搭配一些支持治疗，如通过膳食结构的调整提高免疫力。

3 产后如何预防乳房萎缩、下垂

妊娠期间和分娩后由于体内激素的变化而变得丰满的乳房，在产后6到8周却变得松弛下垂，失去了往日的美感。其实，产后是乳腺的"第二次发育"的时机，如果能巧加利用，便能塑造出完美的乳房。

首先，新妈妈要用正确的方式喂奶，保持两个乳房交替，能保持两侧乳房大小对称；第二，注意乳房清洁，选择合适的文胸。文胸罩杯部分间距要适中，不可过远也不可过近；第三，还可以采取按摩乳房的方法来促进局部的血液循环，使乳腺保持畅通。例如，双手搓热，用双手手掌从左乳房四周沿着乳腺管轻轻向乳头方向推抚50次，再用同样的方法按摩右乳房；第四，产后适当做一些胸部运动，可以锻炼胸部肌肉，有助于保持完美胸型，防止乳防下垂。但是想要这个方法奏效，还需长期坚持；最后，吃一些富含胶原蛋白、蛋白质的食物，如猪蹄、黄豆、青豆等都能起到比较好的丰胸效果。

4 产后乳房胀痛怎么办

产后2～3天产妇往往会感觉乳房胀痛，体温轻微升高，最早可在产后24小时胀奶。这是乳房充血，腺泡里开始蓄积乳汁，乳腺管尚不畅通所致。

让孩子早吮吸是解除乳房胀痛的好方法。产后30分钟就可以开始让孩子吮吸乳头。尽管这时候还没有明显的乳汁排出，但吮吸这个动作可以促使腺管打开，及时将乳汁排出，减少乳汁淤积。婴儿吮吸力不足的时候，可以借助器械吸引。用吸乳器吸奶时，手法要轻柔。挤奶的同时进行乳房按摩，通过刺激与压力促进乳腺管的开放，将过多的乳汁挤出来。

乳腺管通畅之后，乳房胀痛就会缓解或者消失。

此外，为了预防产后乳房胀痛的发生，新妈妈们还可以在妊娠晚期，挤去乳房内的少量初乳，以防止其潴留于导管内，结成栓子，堵塞乳腺导管。产后，在哺乳前热敷乳房，做些轻柔的按摩，以促使乳汁畅通。还可以在两次哺乳间冷敷乳房，以减少充血。

5 产后抑郁如何应对

据观察发现，约有2/3的产妇在产后会出现一定程度的焦虑、不安、情绪低落，容易发生产后抑郁。产后抑郁的主要应对措施是进行心理治疗，增强患者的信心，提高其自我价值意识，了解其心理状态和个性特征，给予患者足够的社会支持。根据国外经验，将有类似情况的产妇聚集在一起，让她们相互分享各自的感受，对于缓解症状有非常明显的作用。

如果患者病情比较严重，将会考虑采取药物治疗。现在可供选择的药物品种很多。对于轻度抑郁的患者医生可能会给予安定类药物，对于重度抑郁症患者，则需要进行抗抑郁症治疗。

目前，许多出现产后抑郁的新妈妈对于就医这件事还存在一个心理障碍，那就是害怕一旦接受治疗就会被迫与宝宝分开，或者用药物治疗会影响孩子健康。其实，虽然治疗抑郁症的药物可能通过乳汁进入孩子体内，但其含量极其低微，不会对孩子产生什么影响。

6 恶露不绝是怎么回事

产后新妈妈的阴道里会流出一些分泌物，其中有血液、坏死的脱膜组织及宫颈黏液等，这就是恶露。产后排出恶露是一种正常的生理现象，但如果长时间恶露淋漓不净，就属于恶露不绝了，应及时就医。

导致产后恶露不绝主要有3个方面的因素。第一，子宫收缩无力。若产后休息不好，或者平时身体虚弱多病，或分娩时间过长，耗伤气血，就容易导致宫缩乏力，从而恶露不绝。第二，也有可能是因为宫腔内发生感染，而导致恶露不绝。一旦宫腔内发生感染，会出现恶露有臭味、腹部有压痛、发热等症状，查血象时还可见白细胞总数升高。第三，组织物残留。子宫畸形、子宫肌瘤、手术操作问题等都可造成组织物残留。这种情况下，除了恶露不尽还有可能出现出血量时多时少、内夹血块、伴有阵阵腹痛等症状。

7 产后体重超重怎么办

在怀孕的过程中，孕妇的体重都会有一定的增加。生产之后，在产褥期内，新妈妈的身体还未恢复到孕前水平，又必须保证营养供给，因此不能节食减肥。这就导致不少新妈妈受到产后体重超重的困扰。

其实新妈妈不用愁，有一个自然天成的产后减肥法——哺乳。在分娩前，新妈妈的体内会存积许多热量，而产后乳汁的大量分泌可以消耗之前体内存积的热量，有利于新妈妈瘦下去。还有些人担心哺乳会大量进食，导致发胖，事实则是，新妈妈即使多摄取一些汤汤水水，体重也不会增多。

其次，可以依靠运动减肥。将怀孕前后的运动量及体重、现在的体重、理想的体重作为一个整体参数加以综合考虑制定运动减肥计划。

再次，适当使用束腹带也可以帮助减肥瘦身、消除妊娠纹。

最后，饮食的配合能够让产后减肥事半功倍。

8 产后感冒怎么办

感冒是常见的疾病，产褥期的妇女容易出汗，又加上抵抗力低及产后的忙碌，患上感冒很常见。产妇感冒不但对产后恢复不利，还有可能传染给婴儿，婴儿发病比产妇更不好治疗。

新妈妈感冒常常合并发烧（测量体温在38~40℃），应在家卧床休息，保证充足的睡眠时间，便于体力恢复。多进食富含营养的食物，如牛奶、稀饭、面条等，少吃多餐，发高烧时禁吃鸡蛋；多喝温开水，每日饮水量不少于500毫升。

哺乳期的妈妈如果感冒则更要慎重。如果感冒了，但不发高烧，应多喝水，多吃清淡易消化的食物，尽量用食疗的方法疗愈感冒。同时最好有人帮助照看孩子，妈妈能多点时间休息。此时仍旧可以哺乳孩子，这是因为刚出生不久的孩子自身带有一定的免疫力，不用过分担心会将感冒传给孩子而不敢喂奶。但由于接触孩子太近，可在戴口罩的情况下喂奶。

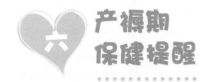

六 产褥期保健提醒

产后，新妈妈身体、生殖器官和心理方面需要 42～56 天的时间恢复。为了保证身体恢复，这段时期新妈妈应该格外留心日常护理和保健。

① 产褥期食补有技巧

产后饮食非常重要，但不应该无限制的加强营养，而是要注意科学的搭配。原则是富有营养、易于消化、少食多餐、粗细搭配、荤素结合、多种多样。

清淡少油、热量保证

产后最初几天应该吃些清淡、易消化、营养丰富的食物，汤类是不错的选择，如鸡汤、鱼汤、排骨汤、猪蹄汤等。月子里卧床休息的时间比较多，应该采取高蛋白、低脂肪饮食，如黑鱼、鲫鱼、虾等，可避免因脂肪摄入过多造成的肥胖。另外，在月子里就开始节食，这种方式是不可取的，因为如果热量摄入不足就会造成泌乳量不足，影响婴儿生长发育。

有荤有素、粗细搭配

在产褥期，食物的品种要丰富，要均衡，一定不要偏食。荤菜素菜都要吃，还要经常吃些粗粮和杂粮。只是，竹笋、菠菜、苋菜中含有植物酸，会影响微量元素铁、锌等的吸收；麦片、麦芽、大麦等容易使产妇回奶，这些食品在产褥期乃至整个哺乳期都应该避免食用。奶制品、动物内脏、红色肉类、贝壳类食物对母婴都有帮助，在产褥期及整个哺乳期都可以多吃一点。

多吃流质或者半流质食物

产妇应根据医生的要求进食，多吃几天流质或者半流质的食物，不要多吃油腻味重的食物，以免加重肠胃的负担，引起腹胀、腹泻等症状。

食物应细软、易消化

产后由于体力严重透支，很多新妈妈会出现牙齿松动的情况，因此食物需要选择软一点的。

② 产后哺乳的相关事项

对于产后选择母乳喂养的妈妈们来说，哺乳是一门大学问，其中有很多的技巧和知识是值得注意的。

婴儿理想的食物是母乳

母乳含有丰富的蛋白质、脂肪、糖以及各种微量元素，而且营养比例最适合婴儿消化吸收，其成分及比例还会随着时间的推移而变化，达到与婴儿的成长同步，从而适应婴儿不同时期的需要。因此，毋庸置疑，婴儿理想的食物就是母乳。

提倡母婴同室与按需哺乳

母婴同室，是说让母亲和孩子 24 小时待在一起，孩子和母亲始终不要分离。因为母婴同室可以使母亲放松身心，分泌出大量的乳汁。按需哺乳就是孩子饿了就开始哺乳，不要硬性规定时间。但如果母亲胀奶或者孩子睡眠超过 3 小时，则需要把孩子叫醒来喂奶，因为乳汁需要越吸越多。

早接触、早吸吮

在婴儿出生后的 30 分钟内，应该马上让他趴在母亲胸前，在助产士的帮助下吮吸母亲乳头，这样的接触最好可以持续 30 分钟以上。这样做的好处是抓住孩子出生后最初的兴奋期来学会吮吸乳汁，且有利于母亲乳汁的分泌。

采用正确的哺乳方法

哺乳的方式一定要正确，这样才能有效促进乳汁分泌、减轻母亲的疲劳、防止乳头疼痛或损伤。不论坐着还是躺着，首先母亲放松全身肌肉，调整到舒适的体位，保持精神愉快，眼睛看着孩子，抱起他让他的胸腹部紧贴母亲的胸腹，下颏紧贴母亲乳房。母亲的拇指和四指托起整个乳房，先将乳头触及婴儿的口唇，在婴儿口张大、舌向外伸展的一瞬间，将婴儿进一步贴近母亲的乳房，使其能把乳头及乳晕的大部分吸入口内。

如何判断母乳是否充足

可通过观察孩子能否吃饱来判断。如果婴儿吃饱了，会吐出奶头，安静入睡 3 ~ 4 小时，每天大便 2 ~ 3 次，金黄色，稠粥状。如果婴儿睡了 1 小时左右，就醒来哭闹，喂奶后又入睡，反复多次，大便量少，说明婴儿没吃饱，母亲奶水不足。

3 产后生活起居不可不注意

经过生产，新妈妈消耗了大量的体力和精力，产后身体虚弱，很容易生病，这时候生活起居的方方面面都要十分小心谨慎。这不仅能保证新妈妈及早恢复，还能预防产后疾病和不适的发生。

多休息，不可劳累

新妈妈在分娩时消耗了大量的体力，加之出血、出汗，产后一定要注意充足地休息。产后前3天，新妈妈除了排泄外，应尽量躺在床上或坐在床上休息；产后1周，新妈妈可以在室内多走动，做一些轻巧的家务，以免劳累；之后，新妈妈则可根据宝宝的作息时间调整自己的作息时间，以拥有更多休息时间。

勤换衣物

新妈妈在月子期间的穿戴除了满足防暑保暖的功能外，更重要的是要保证健康。新妈妈的衣物应尽可能选择纯棉、浅色的，且由于新妈妈出汗较多，衣服非常容易被汗湿，并滋生细菌，影响新妈妈乳房和宝宝健康。因此，月子期的新妈妈最好多备几套内衣和家居服，一旦出汗或溢乳量过多，即更换干净的衣物。衣物建议每天更换。

保持房间舒适

产后，新妈妈需要一个安静的环境来休养身心。房间不一定大，但要安静、舒适、整洁、阳光充足、空气新鲜，并且避免对流风。每天至少开窗通风1小时。新鲜的空气有助于消除疲劳、恢复健康，给母婴提供足够的氧气。但要避开风口。房间温度在20~25℃、湿度在55%~65%为宜。夏天开空调的话应间断使用。

正确使用绑腹带

绑腹带不仅可帮助孕妈妈预防内脏下垂，还有助于新妈妈恢复体形。新妈妈可以在产后4个月，身体器官基本复原后开始使用绑腹带。刚开始使用绑腹带时可以适当松一点，待身体适应后再慢慢加大强度，然后长久地坚持下去，才能达到预期的效果。使用绑腹带时切忌绑得过紧，以免加大骨盆底、子宫、内脏的压力，使血液循环受阻。

④ 留心产后伤口和恶露

不论是自然产或剖宫产，都有做好伤口护理，还要留意恶露状况，以确认身体复原状况无虞。

会阴侧切伤口的护理

虽然会阴侧切伤口很小，但因伤口位于尿道口、阴道口、肛门交汇的部位，很易发生伤口不愈合、感染等情况。尤其是在产后 1～2 周内，极大影响新妈妈的生活。如何护理会阴侧切伤口，让伤口迅速恢复呢？

- 保持会阴部干燥与清洁：选用消毒过的产妇卫生巾并经常更换，每次如厕、洗完澡后，可用面纸轻拍会阴部，保持伤口的干燥与清洁。
- 切忌用力：不用用力排便，也不要提举重物，以免缝补的伤口再裂开。
- 避免性生活：产后 8 周内应避免性行为。
- 伤口痊合不佳时，可以坚持用 1:5000 高锰酸钾坐浴，每日 1～2 次，每次 10～20 分钟，持续 2～3 周，这对伤口的复原极有好处。
- 如果侧切伤口出现局部红、肿、热、痛等症状，有时伴有硬结，挤压时有脓性分泌物，或伤口裂开时，应及时就医。

剖宫产伤口的护理

剖宫产的伤口相对较大，护理方面更需留心。跟阴道分娩伤口一样，也要保持清洁干燥，避免发生感染。每天一定要查看腹部切口，并给伤口消毒。术后两周内，避免腹部切口沾湿，新妈妈可用湿毛巾擦浴。在手术后1周内，每天测量两次体温。一旦伤口出现了局部的红、肿、热、开裂等现象，或者出现脓性分泌物，又或者是全身发烧(即使你的伤口看上去很好)等，一定要尽快就医。

留意恶露

从产后恶露分泌的状况，可以了解子宫复旧的情形，恶露变化分为 3 阶段，一开始的红色恶露约持续 4～5 天，浆液性恶露持续约 10 天，然后是白色恶露。不过，每个人的状况不尽相同，需留意颜色应愈来愈淡，若有腥臭味、血块，并伴随腹痛，可能是子宫收缩状况不好，应尽快回院检查。如有服用子宫收缩剂，就不要同时喝生化汤，避免造成产后子宫收缩过度而疼痛。

5 哺乳期间呵护好乳房

新妈妈的乳房不仅具有哺乳的功能，还是女性美的重要标志之一。因此，新妈妈在哺乳期间不仅要让宝宝吃好，还要注意乳房的保养。事实证明，只要选对正确的护理方法，新妈妈的乳房在哺乳后可以变得更坚挺、美观。

选用合适的乳罩

哺乳期，乳房丰厚饱满，乳房自身的重量骤增，合适的乳罩可托起乳房，减少乳房韧带的过度拉伸，防止乳房下垂。哺乳期乳头常有乳汁溢出，应选用宽松、质地柔软、吸水性能好的乳罩，避免乳头与硬物摩擦造成损伤。新妈妈在产后最好选用前开门的纯棉哺乳乳罩，不仅方便哺乳，还能托起乳房。

做好乳房的清洁

新妈妈应坚持每天2次用温水清洗乳房和乳头；在每次洗澡或喂完宝宝后，轻轻地擦干乳房；哺乳期间可以在乳罩内垫上干净的防溢乳垫，吸干漏出来的乳汁，并经常更换乳垫，以保证乳房的清洁。值得注意的是，新妈妈清洗乳房时最好不要使用肥皂，以防皮肤干燥或裂开。

采用正确的哺乳姿势

让宝宝嘴紧贴新妈妈的乳房，能够自然含住乳头和乳晕，不形成任何牵拉的感觉。新妈妈的一只手可以在乳房下方呈C形托住乳房，以减少乳房韧带的受力，防止下垂。不要让宝宝只含住乳头，也不要让宝宝过度牵拉乳头。

适当按摩乳房

为了让乳房更美，新妈妈可以在每次哺乳后，或临睡时给乳房适当按摩。具体方法为将一只手的食指、中指、无名指并拢，放在对侧乳房上，以乳头为中心，顺时针由乳房外缘向内侧推行、按摩，每次10～15分钟。

6 产后皮肤保养很重要

妊娠期间，由于体内激素水平的改变，导致肌肤状况变差，大多数准妈妈脸上长出不太美观的妊娠斑。到了产后，新妈妈们就往往要面临3种棘手的肌肤状况：干燥、暗沉发黄、长斑。但其实产后体内激素水平逐渐趋于正常，肌肤非常敏感，这时也是养护、调理肌肤的最佳时机。

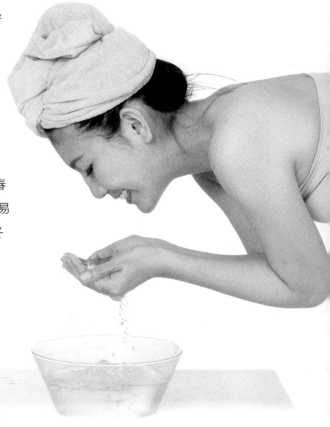

产后新妈妈应该按照季候变化合理护肤。春天温湿，应做好清洁、保养和保湿；夏天炎热易出油，清洁是关键；秋天干燥，要多多补水；冬季干冷，需要滋润保湿。除此之外，产后护肤的重点是祛斑。虽然大部分的妈妈脸上的妊娠斑在产后会自然消失，但还是有人依然存在。如果妊娠斑长期不消失，新妈妈可以在医生指导下采取中草药祛斑、针灸祛斑、果酸祛斑、激光祛斑、药物祛斑或者磨削祛斑等方法。

7 产后需警惕妇科炎症

妇科炎症是女性的常见疾病，主要是指女性生殖器官的炎症，如外阴炎、阴道炎、宫颈炎、子宫炎、盆腔炎、附件炎等。正常的妇女阴道、宫颈内也存在着大量的细菌，但多数不致病。产后由于机体抵抗力下降，且子宫腔内胎盘附着部位遗留下一个很大的创面，子宫颈、阴道和外阴筋膜可能遭到不同程度的损伤，这些创伤都给致病细菌留下了侵入的机会。

为了预防妇科炎症的发生，产妇产后要特别注意自己的个人卫生，保持外阴清洁，每天清洁会阴伤口1到2次，保证伤口的干燥。适当运动，以使恶露尽早排尽。另外，女性分娩后不宜过早同房。过早同房，很容易将细菌带进妻子的生殖器官，引起子宫内膜炎或盆腔炎。

8 远离坐月子常见误区

"坐月子"的习俗在我国由来已久，且关于如何坐月子，民间也有诸多讲究。然而，随着现代社会人们生活水平的提高，许多过去认为的女人坐月子的禁忌已经不再适用，甚至变成了一些误区。

误区一：捂月子

捂月子是很多地方延续了多年的坐月子习俗。产妇在坐月子期间，需要把屋子关得严严实实，产妇也需要用围巾把头裹严实。其实，这样做对母婴的身体健康极为不利。

捂月子会导致空气不流通，且室温高，容易滋生细菌，新妈妈和宝宝都处于虚弱状态，很容易被病菌感染。

误区一：不能刷牙

在传统的坐月子观念里，坐月子刷牙是禁忌。然而，产妇在月子期间每天要进食大量高糖、高蛋白食物，进食次数也增多，如果不刷牙，这些残渣会在细菌的作用下发酵产酸而导致龋齿或牙周病，并易引起口臭、口腔溃疡等。漱口刷牙也是保证新妈妈健康的一个重要方面。产妇应每日早晚各刷一次牙，尽量选用软毛牙刷，用温水刷牙。

误区三：不能沾水

传统观念认为，产妇分娩时失血，分娩后出汗较多，气血两虚，产后沾水容易感染外邪。因此，产后洗澡、洗头变成了大忌。

新妈妈在月子期非常容易出汗，经常洗澡、洗头不仅有助于毛孔通畅，使排汗正常，还能有效避免感染，只是在洗澡、洗头时要注意选择正确的方法。月子里新妈妈宜选择淋浴，且洗浴时间不宜过长，20分钟之内较为适合。洗完澡后一定要擦干身体，并避免吹风。

建议用温水洗头发，洗完后一定要用热风将头发吹干。如果实在担心水洗会造成不良后果，可以使用头发干洗剂来清洁头发。

19-8

七 我和宝宝 的产后检查记录

● 检查实记

请在做过的检查前打"√"

产妇检查项目

□ 体重
□ 血压
□ 血常规
□ 尿常规
□ 盆腔器官检查
□ 伤口检查
□ 乳房检查

宝宝检查项目

□ 常规检查
□ 神经系统检查
□ 其他检查

● 医生交代的事情

_____

_____

_____

_____

_____

_____

_____

_____

● 新妈妈心语

19-8